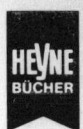

W0191518

PAUL UCCUSIC

DOKTOR BIENE

Bienenprodukte – ihre Heilkraft
und Anwendung

WILHELM HEYNE VERLAG

MÜNCHEN

HEYNE RATGEBER
08/9465

8. Auflage
1. Auflage dieser Ausgabe

Copyright © 1982 by Ariston Verlag, Genf
Lizenzausgabe mit freundlicher Genehmigung des Ariston Verlages, Genf
Printed in Germany 1993
Umschlagillustration: Elmar Kohn, Landshut
Umschlaggestaltung: Atelier Adolf Bachmann, Reischach
Gesamtherstellung: Ebner Ulm

ISBN 3-453-06997-8

Inhaltsverzeichnis

Vorwort

Dies ist weder das erste Bienen-Buch noch soll es dazu dienen, die einschlägige Literatur zu vermehren. Von Vergil und Marcus Terentius Varro, von Plinius und Dioskorides über Waldemar Bonsels' *Biene Maja,* die heute jedes Kind kennt, bis zu Maurice Maeterlinck und Karl von Frisch spannt sich der Bogen des Geistvollen, hervorragend Beobachteten und schließlich mit einfühlsamer Experimentiertechnik der Natur Abgelisteten, was zu Bienen-Büchern – um in der Terminologie zu bleiben – »gegossen« wurde.

Wir werden zwar ein paar Blicke in die Welt des Bienenstaates tun, damit wir verstehen, was diese Tiere für uns Menschen bedeuten – indes der Zweck dieses Buches ist ein anderer.

Denn die Biene ist nicht nur Bestäuberin der Blüten und Lieferantin dessen, was seit Beginn der Menschheitsgeschichte der Inbegriff für süß ist, nämlich des Honigs; die Biene ist schlichtweg auch ein pharmazeutisches Laboratorium, wenn wir das in der brutalen Sprache des zwanzigsten Jahrhunderts so ausdrücken wollen. Eine Produzentin von Heilmitteln.

Daß man sich ihrer jetzt erinnert, hat seine guten Gründe; davon handelt das erste Kapitel. Nur: Jahrtausende hat man Bienenmittel gekannt, geschätzt, immer wieder von neuem angewendet. Wer also in dieser Zeit neben dem ganzen (und zum Teil hochgiftigen) Arsenal der Chemotherapie auch Bienenheilkunde betreibt, hat nicht nur eben diese uralte naturheilkundliche Tradition hinter sich – er weiß auch, daß er damit dem obersten ärztlichen Grundsatz, dem *Nil nocere,* dem »Nicht schaden«, entspricht.

Ein Buch über die heilkundliche Anwendung aller Bienenprodukte gab es bisher nicht. Was es nicht gibt, aber gebraucht wird, muß man eben selbst machen.

Dieser sich am Arbeitsethos der Bienen orientierende Grundsatz hat sich in kürzester Zeit insofern bewiesen, als die erste Auflage von *Doktor Biene* in Taschenbuchform innerhalb weniger Monate vergriffen war. Dies und der vielfache Wunsch nach ausführlicherer Information, die auch neueste wissenschaftliche Ergebnisse berücksichtigt, hat nun zu dem vorliegenden Buch geführt. Das Material mußte den Rahmen des ursprünglichen Taschenbuches zwangsläufig sprengen.

Damit ist gleichzeitig gesagt, daß die Dinge im Fluß, die Forschungen unaufhaltsam sind. Da die Übereinstimmung in den bisherigen Ergebnissen groß ist, darf jedoch vermutet werden, daß auch künftige Befunde die Heilkraft von »Doktor Biene« bestätigen.

Wien, im September 1982   *Paul Uccusic*

Heilende Harmonie

> Und es lehrte dein Herr die Biene: »Suche dir in den Bergen Wohnungen und in den Bäumen und in dem, was sie (die Menschen) erbauen. Alsdann speise von jeglicher Frucht und ziehe die bequemen Wege deines Herrn.« Aus ihren Leibern kommt ein Trank, verschieden an Farbe, in dem eine Arznei ist für Menschen. Siehe, hierin ist wahrlich ein Zeichen für nachdenkende Menschen.
>
> *Koran*, 16. Sure, 70–71

Die Biene existiert seit rund dreißig Millionen Jahren. Nahezu unverändert in ihrer Form bestäubt sie seit dieser unvorstellbar langen Zeit Blüten, sammelt sie Honig.

Mehr: Sie existiert nicht als Einzelwesen, sondern nur als Teil eines Staatswesens. Das Individuum ist hier nichts – eine Arbeitsbiene hat eine Lebenserwartung von lächerlichen fünfundvierzig Tagen –, sondern die Idee ist alles. Man weiß heute, insbesondere durch die bahnbrechenden Arbeiten von Karl von Frisch [43]*, ziemlich genau Bescheid über die Organisation des Bienenstaates. Aber: Wer diesen in ihrer Art sogar mit beachtlicher Intelligenz begabten Tieren (in vielen Dingen sind Bienen freilich ungeschickt) die »Staatsidee« gab, ist, naturwissenschaftlich gesprochen, ungeklärt.

Der Koran, dessen sechzehnte Sure *Die Bienen* heißt und deren sich tatsächlich auf die Bienen beziehenden Sätze oben wiedergegeben sind, merkt an, daß »hierin wahrlich ein Zeichen für nachdenkende Menschen« sei. Obwohl es sich um eine mehrhundertmalige Standardformulierung des heiligen Wer-

---

* Zahlen in Klammern beziehen sich auf das Literaturverzeichnis. Durch Beistriche sind Quellen getrennt; nach Strichpunkt steht die Seitenangabe.

kes handelt, möchte sich der Verfasser doch der hier implizit
mitgeteilten Wesens-Idee anschließen: Solch eine Ordnung,
solch subtiles Zusammenwirken höchst unterschiedlicher
Funktionen, muß als Hintergrund eine überragende Steuerin-
telligenz bedingen. »Gott bohrt mit«, lautete die übertriebene
Schlagzeile einer deutschen Boulevardzeitung über einem
Bericht über Bergungsversuche an einem verschütteten Kind.
Analog zur Biene müßte es heißen: »Gott summt mit.«

Ordnung und Harmonie sind eins. Obwohl es im Bienenstaat, zum Beispiel bei der Drohnenschlacht oder beim Kampf
der Königinnen, mitunter recht brutal zugehen kann, ist das
Ganze doch immer harmonisch. Ohne Zweifel sind auch die
Produkte der Bienen – Honig, Wachs, Bienengift, Weiselfuttersaft und Propolis – Ausdruck dieser Harmonie. Liegt darin
das Wesen ihrer Heilkraft?

Betrachten wir unsere Welt im ausgehenden zwanzigsten
Jahrhundert, so müssen wir feststellen: Bevölkerungsexplo-
sion, rabiate Industrialisierung und die Überbetonung des
materiellen Aspektes haben Lebensraum, Rohstoffe und Energie knapp werden lassen. Lärm, Gewalt, Terror und Krieg
beherrschen ringsum das Geschehen. Ruhe und Harmonie
dagegen haben großen Seltenheitswert. Wir haben jede Menge
Lebensquantität, aber immer weniger Lebensqualität.

Ein zuverlässiger Indikator für diese weltweite Krise ist
unser Gesundheitszustand.

Man verstehe mich nicht falsch: Krankheit gehört offensichtlich genauso zum Dasein des Menschen wie Geburt und Tod.
Aber es gibt doch zu denken, daß, um nur ein Beispiel zu
nennen, jahrzehntelanger Aufwand von mehreren Milliarden
Dollar und Zehntausenden Spezialisten im Kampf gegen die
Menschheitsgeißel Krebs zu nichts anderem als zu der resignie-
renden Feststellung geführt hat: Alles ist sinnlos verpulvert,

wir sind keinen Schritt weitergekommen. Künftig wird alles der Einzelinitiative begabter Forscher überlassen bleiben.

Ungleich zum Bienenstaat ist also ganz offensichtlich mit dem Menschenstaat kein Staat zu machen.

»Vernunft wird Unsinn, Wohltat Plage«, sagte einst der deutsche Dichterfürst Goethe. In Niedersachsen [105] hat man beispielsweise herausgefunden, daß die Luft in den vollklimatisierten Operationsräumen der Spitäler erheblich »schlechter war als die Außenluft« – durch die (gesetzlich vorgeschriebene) Klimaanlage! Da braucht man sich nicht zu wundern, daß es in der Geschichte der Menschheit noch nie so viele chronisch Kranke gab wie gegenwärtig. Noch nie zuvor ist so viel Kapital, so viel Technologie (Know-how heißt das jetzt) in das sogenannte Gesundheitssystem hineingesteckt worden [126, 127], und noch nie zuvor war der Erfolg so gering.

Um keine Mißverständnisse aufkommen zu lassen: Sieht man von den in den Spitälern immer häufiger auftretenden Infektionen, die sich auch durch massive Desinfektionsmaßnahmen anscheinend nicht in den Griff bekommen lassen, ab – Unfallchirurgie und Akutmedizin sind recht effiziente Disziplinen geworden. Wissenschaft, Erfahrung und Technik haben hier zu einer vernünftigen Synthese geführt. Aber für das Riesenheer der chronisch Kranken geschieht nichts oder das Falsche.

Wie soll auch einer in der technisierten und automatisierten Medizin unserer Zeit, die von der Seele rein gar nichts und vom Geist nur so viel wissen will, wie sie mit Apparaten messen kann, gesund werden? In einem System, das an seinem eigenen Übermut, an seiner Überheblichkeit des Alles-besser-Wissens, an seinem Alleinanspruch und seiner Gigantomanie zu scheitern droht? An der Hybris des blind Fortschrittsgläubigen, der sicher ist, es sei ohnedies alles machbar, so daß er über den

Riesenspitälern, Ganzkörperscannern, Computertomographen und vollautomatischen Diagnosestraßen den vergißt, für den das alles gemacht wurde – den Menschen.

Gesundheit, das wußten die alten Ärzte Hippokrates, Galen, Hufeland, Paracelsus, Avicenna, Brauchle, Aschner und viele andere, ist mehr als nur Unversehrtheit des Körpers.

Gesundheit ist die Harmonie von Körper, Seele und Geist.

Und genau hier liegt die Wurzel für den Mißerfolg der sogenannten Gesundheitssysteme aller Industriestaaten: sie beurteilen eine Maßnahme nach dem Maß der Verwaltbarkeit und danach, ob sie ins System paßt. Ob sie dem Menschen hilft, ob sie imstande ist, ihn zu harmonisieren, interessiert sie weniger.

Mit Administration aber ist kein Kranker gesund zu machen.

Und mit den disharmonischen Haufen uninteressierter Manager, deren oberster Götze Mammon heißt, ist keine Harmonie zu erreichen.

Ein System, in dem das Bild vom Menschen von vornherein falsch ist, ist ungeeignet, dem Menschen sein Gleichgewicht, seine Gesundheit, seine Harmonie wiederzugeben.

Es geht nur mit der Natur

Diese Probleme sind nicht erst heute entstanden. Philosophen, die meinten, alles sei machbar, gab es schon immer – im Alten Testament, im aristotelischen Griechenland und schließlich in der Neuzeit des Cartesius. Die facettenreiche Macht der Ratio hat Menschen schon immer fasziniert. Nur ist ihr noch kein Zeitalter so vollkommen erlegen wie das unsere.

Nicht nur, daß es früher mehr Korrektive – Priester, Propheten, Schamanen, echte Ärzte – gab; zusätzlich war das Harmoniegefühl des Menschen, sein Wissen um die zweite Wirklichkeit, um kosmische Zusammenhänge, offensichtlich weniger gestört. Früher war es angesichts einer unversehrten Natur einfach zu erkennen, daß man nur mit der Natur heilen kann. Die heutigen Medizintechnokraten führen – und sie geben das selbst zu – einen »verzweifelten Kampf gegen die Natur«. Da wundern sie sich, daß sie erfolglos bleiben!

Die heilende Harmonie aber ist immer noch vorhanden, auch wenn manche unserer Mediziner, die sich fälschlich Ärzte nennen, sie nicht erkennen.

Dieses Buch ist ein Ergebnis jahrzehntelanger Suche nach heilender Harmonie. Es gibt viele Wege, und daher sind auch mehrere Ergebnisse möglich. Sie alle sind, wenn sie die Wahrheit und nicht die Täuschung der Menschheit zum Ziele haben, richtig.

»Die Biene«, könnte einer sagen, »dieses kleine, unscheinbare Insekt, das soll uns großen, gescheiten Menschen, uns Krone der Schöpfung, Gesundheit und Harmonie lehren?«

Im Sommer 1982 sind in Alpbach, Tirol, einige Schamanen – Heiler der Indianer, Eskimos, Ozeanier – aufgetreten. Was sie taten, sah für uns verdächtig nach Hokuspokus aus: Sie beschworen Geister oder Dämonen, saugten diese aus dem Kranken heraus oder trieben sie durch Rauch, Wasser, Gebete oder einfach durch lange Spaziergänge in frischer Luft aus.

Aber: So lächerlich das meiste auch wirkte – es half. Und so begannen einige, die gekommen waren, um sich lustig zu machen, doch ganz intensiv nachzudenken und sich mit dem Phänomen Schamanismus zu befassen.

Man muß sich gründlich von der Furcht befreien, daß man selbst, daß eine Tat oder eine Empfehlung lächerlich wirken könnte. »Große Dinge sind immer einfach«, hat einmal ein weiser Mann gesagt. Vieles Einfache erscheint nach außen lächerlich – weil es anders erscheint, als wir selbst zu sein scheinen. Der mit Maske, Rassel und ritueller Pfeife um den kranken Menschen tanzende Schamane wirkt gewiß lächerlich – aber nur auf uns Menschen der westlichen Zivilisation. In Wirklichkeit begibt sich dieser Heiler auf seine Weise in heilerischen Kontakt mit dem Numinosen und dem Erkrankten. Daß solche Zeremonien wirken, konnte jeder mit Augen und Ohren ausgestattete Teilnehmer des Alpbacher Seminars feststellen. Zahlreiche auf schamanische Weise zustandegekommene Heilungen sind inzwischen von vielen Ärzten, Psychologen und Anthropologen dokumentiert worden [128]. Die Zweifel an der Funktionsfähigkeit des Schamanismus sind glücklicherweise im Schwinden.

Heilungen treten wohl auch erst dann ein, wenn der richtige Zeitpunkt (die alten Griechen kannten dieses Prinzip und nannten es kairos) gekommen ist und den ewig gültigen Gesetzen der Natur und des Lebens entsprochen wird. Und sie treten ebenso erst dann ein, wenn man mit der nötigen Demut an die Dinge herangeht. Der Indianer hat keine Furcht, keine Scheu. Er lernt von den Steinen, den Pflanzen und den Tieren – also auch von den Bienen. Nichts ist ihm zu klein (aber auch nichts zu groß), daß es ihm nicht Lehrmeister wäre: Vater Sonne, Großmutter Wind, ein heulender Schakal, eine winzige Blume auf der Prärie. Karl von Frisch, der hinübergegangen ist, als diese Zeilen geschrieben wurden, dagegen hat viel heimlichen Spott erdulden müssen, als er für seine Bienenforschung auf der Lauer lag.

Nun kann es freilich vorkommen, daß eine Behandlung nicht wirkt, daß alle Versuche, einen Menschen zu harmonisieren, vergebens bleiben. Da darf nicht vergessen werden, daß es noch eine Instanz außerhalb von uns gibt, die Herr über Leben und Tod ist. Man kann das auch mit der heiligen Hildegard von Bingen, einer der Begnadeten dieser Welt, formulieren: »Der Kranke wird gesund werden, außer Gott will nicht.« Dem ist in seiner Klarheit nichts hinzuzufügen.

Wovon dieses Buch handelt, wurde oben bereits gesagt: Von den Bienenprodukten Honig, Pollen, Gelée royale (auch Futtersaft, Speichelsaft, Speichel oder Weiselfuttersaft genannt) und dem Kittharz Propolis. Aber sie sind mehr als »Produkte«, Objekte des »Konsums« – sie sind Ergebnis eines jahrtausendealten Zusammenspiels von Pflanze und Tier, von Biene und Blüte – oder, wie im Fall des Honigtauhonigs, von Pflanze, Tier und Tier. In allem wirkt die Harmonie, die auch in Heilungen spürbar ist.

Seltsamerweise hat kein Mensch in seiner Überheblichkeit vermocht, diese Harmonie zu zerstören. Gewiß gibt es mehr als genug Stellen, an denen Industrieschmutz und Autoabgase Heilpflanzen und Pollen beeinträchtigt haben. Gewiß sind an vielen Stellen, vor allem in den Ballungsgebieten, aus Heilpflanzen Giftpflanzen geworden, wie der große französische Naturheiler Maurice Mességué nachgewiesen hat.

Symbiose Biene – Pflanze

Doch abseits des Chaos, jenseits der Ballungsgebiete, ist die Symbiose Biene-Pflanze intakt. Die schon immer von einigen wenigen hochgeschätzte Heilkraft der Pflanze (die Pflanze ist immer »in der Zeit«, wie an anderer Stelle [126; 61] nachgewiesen wurde), wird durch die Kraft der Biene nicht nur verdoppelt, sondern vervielfacht. Jetzt haben auch die Naturwissenschaftler herausgefunden, woran das liegt: an den Enzymen des Bienenorganismus.

Aber vor ihnen wußten das schon die Imker – und dieses Wissen ist uralt.

Das Pflanzen-Biene-Heilprinzip ist freilich nicht nur im Honig wirksam. Das Kittharz Propolis, beispielsweise, ist eines der potentesten Antibiotika, das die Natur zur Verfügung stellt – und ganz und gar ohne die unerwünschten Nebenerscheinungen der herkömmlichen Antibiotika. Pollen, insbesondere Wabenpollen, hat hervorragende Heilwirkung – und ebenso Gelée royale. Die Erfahrung hat überdies gezeigt, daß bestimmte Kombinationen der genannten Stoffe eine ganz besondere Wirkung haben.

Vor einem muß jedoch gewarnt werden: So viele und so spektakuläre Heilerfolge hier auch berichtet werden – zur tiefgreifenden Harmonisierung des (tief)erkrankten Menschen gehört mehr, als nur eine Pollenkapsel zu schlucken oder ein Propoliskaubonbon zu lutschen. An mir selbst und dutzenden Menschen meiner Umgebung habe ich die Kraft dieser Bienen-Blüten-Harmonie erfahren – aber in ernsteren Fällen (viele Fälle sind heute, weil seit langem chronisch, ernst!) ist eine Maßnahme allein zu wenig.

Die Naturheilkunde schätzt immer eine polyvalente Therapie, das ist eine Behandlung, die an möglichst vielen Punkten des erkrankten Organismus ansetzt. Herde müssen saniert, ein entgleister Stoffwechsel muß korrigiert, eine Systemerkrankung muß an ihrer Wurzel angegriffen werden.

Das gesamte krankmachende Verhalten muß geändert werden. Honig und Pollen gegen Impotenz gut, aber vernünftige Lebensweise (frühes Schlafengehen, Vermeidung von Nikotin- und Alkoholmißbrauch) ist besser. Und am besten sind natürliche Lebensweise und Bienenprodukte – hier wird eine Harmonisierungsmaßnahme durch die andere verstärkt.

Ein einziges Beispiel möge dies verdeutlichen. Das Bienenkittharz Propolis ist so ziemlich das einzig wirksame Mittel, das gegen Tennisarm hilft. Rund 80 Prozent der mit Propolissalbe behandelten Epikondylitiden sprechen auf diese Behandlung an – ein unglaublich hoher Prozentsatz.

Nur: Selbstverständlich ist auf die Dauer der Anwendung und die Zeit danach (das kann auch mehrere Wochen lang erforderlich sein) jede Belastung von Sehne und Gelenk zu vermeiden. Wer auch in der Zeit der Salbenumschläge weiter das Rakett schwingt, darf sich nicht wundern, daß die Beschwerden nicht abklingen.

Und wer von der heilenden Wirkung von Propolis bei Magengeschwüren gehört hat, aber sein Verdauungssystem weiterhin mit Räucherspeck, Grillkoteletts und Whisky belastet, darf sicher sein, das Heilprinzip der Harmonisierung gründlich mißverstanden zu haben.

Der Bienenstaat

Einzig nur sie haben alles gemein: Stadt, Kinder und
Häuser, und sie leben beherrscht von ewigen, großen Gesetzen, einzig nur sie kennen Vaterland und
gesicherte Heimstatt.

Vergil, Georgica, 153 ff.

Zeitig im Frühjahr, wenn die Strahlen der kräftiger werdenden
Sonne Wälder und Wiesen erwärmen und die ersten Blüten
sich zeigen, sind meist auch schon die Bienen da. Die Bedeu-
tung dieser ersten Blumengäste ist groß, gibt es doch um diese
Zeit in der Natur nahezu keine Insekten. Nur vereinzelt tun
sich einige Exemplare der engsten Verwandten der Honigbiene
(Apis mellifica), zum Beispiel Hummeln, an Leberblümchen,
Taubnessel, Primel und Krokus gütlich.

Das Wunder Bienenstock

Erheblich weniger Bienen haben überwintert, als im Sommer –
zur Zeit der besten Tracht (Honigernte) – Individuen im
Bienenstock sind: ein guter Durchschnitt sind 10000 Tiere.
Melden die ersten Kundschafterinnen des Stockes, die Spur-
bienen, daß es lohnt, auszufliegen und zu sammeln, beginnt die
Königin mit der Legetätigkeit.

   Das ist das erste Wunder des Bienenstocks. Innerhalb kürzester Zeit und unter kräftiger Fütterung durch die Arbeiterinnen
legt die Königin in eigens vorbereitete und geputzte Zellen Ei
um Ei – zwischen 1000 und 3000 täglich. Es besteht keinerlei
Zweifel, daß die Königin nicht von sich aus zu solchen Rekord-
leistungen neigt, sondern von den Arbeiterinnen dazu angeregt

wird. Eine einzelne ist dazu freilich nicht imstande, es bedarf des Zusammenwirkens des ganzen Volkes, daß das Volk sich vermehre.

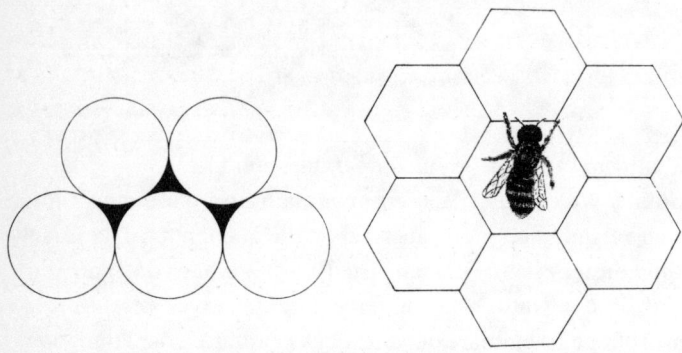

Dichteste Kugelpackung (links) läßt zwischen den Kreisen (Kugeln bzw. Zylinder mit Kreisquerschnitt) Totraum (dunkel) entstehen. Nur das regelmäßige Sechseck (rechts) verbindet optimale Raum- mit bester Materialausnutzung.

Man weiß zwar, daß bestimmte Duftstoffe, die Pheromone, bei dieser Steuerung eine Rolle spielen; man weiß, daß mit Hilfe dieser in unvorstellbar geringen Konzentrationen im Bienenstock vorkommenden Substanzen die Wachstumsvorgänge beeinflußt werden, aber wie das im Detail vor sich geht, hat noch niemand herausgefunden.

Das nächste Wunder ist die Form der Bienenwabe: das Sechseck. Niemand weiß, wer die Biene dieses gelehrt hat. Auch mit minimalen Kenntnissen in Geometrie läßt sich einsehen, daß das Sechseck eine schlechthin optimale Form ist. Betrachtet man verschiedene geometrische Figuren, zum Beispiel Kreis, Dreieck, Quadrat, so ist festzustellen, daß bei gleichem Flächeninhalt Kreis und Sechseck den geringsten

Umfang haben. Dichteste »Kugelpackung«, das heißt Aufein-
anderlegen von Röhren mit kreisförmigem Querschnitt, läßt
jedoch zwischen den Elementen Raum. Das wäre Materialver-
geudung. Mithin: Die am meisten Material sparende Form bei
gleichzeitig größtem Rauminhalt ist das (gleichseitige) Sechseck, wenn es – eben in Bienenwabenform gebaut wird.

Als einziges Insekt außer der Biene baut nur noch die Wespe
Sechseckzellen, aber nur für die Brut und ausschließlich aus
Papier. Schon die nächste Verwandte der Biene, die Hummel,
baut runde Zellen [43].

Auf ihrem Hochzeitsflug, der immer außerhalb des Stocks
stattfindet, hat die Königin von einer oder mehreren Drohnen
Samen mitbekommen. Den speichert sie zeit ihres Lebens
(Lebenserwartung einer Königin vier bis fünf Jahre) in ihrer
Samenblase. Durch einen bewundernswert konstruierten
Mechanismus öffnet sich der Samenkanal jedesmal nur dann,
wenn ein Ei vorbeigleitet, und gibt einige Samenzellen frei.
Aus den solcherart befruchteten Eiern werden Weibchen:
entweder verkümmerte, die Arbeiterinnen genannt werden,
oder sich zur vollen Geschlechtsreife entwickelnde: die Köni-
ginnen.

Schließlich – und das ist schon wieder ein Wunder – werden
auch aus unbefruchteten Eiern Bienen: männliche, die Drohnen. Das ist ungeschlechtliche Vermehrung oder Jungfernzeu-
gung (Parthenogenese).

Die Harmonie dreier Geschlechter, eines voll geschlechtsrei-
fen Weibchens, Zehntausender verkümmerter Weibchen
(Arbeiterinnen) und mehrerer hundert Männchen (Drohnen),
macht also das Wesen des Bienenstaates aus. Die Aufgaben
sind streng geteilt: Die Königin legt Eier – sie kann gar nichts
anderes. Sie ist, wie die Drohnen, unfähig, sich allein zu
ernähren. Würde sie nicht von den Arbeiterinnen gefüttert,

ginge sie unweigerlich zugrunde. Auch die Drohnen leben von den Arbeitsbienen. Weshalb sie in der relativ großen Zahl von 300 bis 800 pro Volk auftreten, ist ebenfalls ein Rätsel. Gebraucht wird pro Königin höchstens ein Dutzend für den Hochzeitsflug. Haben die Drohnen die Begattung vollzogen, sterben sie innerhalb von Minuten. Die Phantasie vieler Dichter hat sich an dem unschönen Schauspiel der »Drohnenschlacht« entzündet: Da sie ab etwa August nicht mehr gebraucht werden und im Winter dem Volk äußerst hinderlich wären, werden die Drohnen im Spätsommer beseitigt: die Arbeitsbienen lassen sie einfach verhungern, indem sie ihnen kein Futter mehr geben. Die »Drohnenschlacht« ist also weniger dramatisch als so oft beschrieben. Hofrat Theodor Jachimowicz, jahrzehntelang Österreichs oberster »Bienenvater«: »Die halbverhungerten Drohnen werden einfach aus dem Stock gedrängt und gehen zugrunde.«

Der Zyklus, den eine Arbeitsbiene durchläuft, ist um nichts weniger wunderbar als der Bau der Wabe oder die Legeleistung der Königin. Bevor wir uns aber diesem wichtigen Aspekt für die Bedeutung der Biene widmen, noch eine Ergänzung in Sachen Harmonie.

Schon Vergil ist aufgefallen, daß die Arbeitsbiene das einzige Wesen ist, das nicht »der Leidenschaft und Liebesbrunst« unterworfen ist [24; 559]. Immer wieder hat Philosophen dieses Motiv fasziniert, weil in nicht wenigen Schulen (Stoa, Christentum, Zen, bestimmte Strömungen des Schamanismus) das »in furias ignemque ruere« – »in Zorn und Feuer zu wüten« – (Vergil, *Georgica* III/243) als der Entwicklung des Menschen abträglich betrachtet wird und mithin als zu überwinden gilt. Wieviel vollkommener mußte ein Wesen sein, das dem Pathos, dem Liebesleid, nicht unterworfen ist: »Demgegenüber bei der Biene, allein bei ihr, walten lediglich die Kräfte der Ratio . . .

sie ist das stoische Musterwesen des logikon zóon. Als solches ist sie allein im Bestande ihrer Gens der vernichtenden Macht des Todes entzogen... Entrückt ist sie dem Untergang und Verderben...« [24; 559].

Tatsächlich ist der Bienenstaat (einige Ameisen- und Termitenarten ausgenommen) der einzige Insektenstaat, der als solcher überwintert, damit kontinuierlich ist und »ewigen« Bestand hat. Wespen- oder Hummelstaaten dauern jeweils nur einen Sommer lang; nur einige befruchtete Weibchen überwintern. Diese Trägerinnen des Erbguts bauen im Frühling eine Kolonie auf, aus der sich dann der Insektenstaat entwickelt, der mit den ersten Herbstfrösten zugrunde geht.

Wer bereit ist, über den leiblichen Tod des Individuums hinauszublicken, wird fasziniert sein von dieser Jahrmillionen überdauernden Staatsidee:

»Doch unsterblich bleibt ihr Geschlecht, und Jahr über Jahre dauert des Hauses Bestand, und gezählt werden Ahnen auf Ahnen.« (Vergil, *Georgica* 208 f.)

Ordnung und Staatswesen der Biene sind für Vergil wegen ihrer Form (Königinnenstaat) ewig; ihn und dutzende Generationen nach ihm faszinierten die Stachellosigkeit des Königs. »Der König selbst hat keinen Stachel. Die Natur wollte nicht, daß er heftig sei und Rache heische, die teuer zu stehen kommt, und so entzog sie ihm die Waffe und ließ seinen Zorn wehrlos. Dies ist ein hervorragendes Beispiel für große Könige« [24; 547].

Vergil leitet für sich und für die Antike daraus die Monarchie als beste Staatsform ab. Das klingt im Zeitalter der parlamentarischen Demokratien obsolet. Bedenkt man den aber nahezu perfekten Rückkoppelungsmechanismus Arbeitsbiene – Königin, der, zugegeben, auf völlig anderer Ebene funktioniert als ein hochzivilisierter Industriestaat der Gegenwart, und sieht man die Schwierigkeiten, in denen sich die meisten Staaten (Kriege, Arbeitslosigkeit, wirtschaftliche Zusammenbrüche, Jugendkrawalle) befinden, dann erscheint einem Vergils Bienenstaat zwar als Utopie, aber als erstrebenswerte. Vergessen wir nicht: Hinter jeder Bienenkönigin steht die tragende Kraft des Volkes. Und Arbeitsbienen sorgen sehr schnell für Perfektion, wenn sie bemerken, daß die Eierlegeleistung der Königin nachläßt – dann kommen eben neue Königinnen, hinter denen sie herschwärmen. Nochmals: Obwohl sie Königin heißt, ist das einzige eierlegende Weibchen des Volkes doch nichts anderes als das Werkzeug seiner Untertanen.

Der Zyklus der Arbeitsbiene

Die philosophische Frage nach dem, was zuerst war, bleibe hier ungestellt. Einsichtig für jedermann beginnt jedenfalls das Leben des Bienenindividuums mit dem Ei.

Vor der Eiablage überzeugt sich die Königin, daß die Zelle für das Ei geeignet ist, legt es in Sekundenschnelle ab und trippelt weiter zur nächsten Zelle.

Drei Tage lang bleibt das Ei unverändert. Am Ende des dritten Tages schlüpft die Bienenlarve. Die Larve ist das progressivste Entwicklungsstadium in einem Bienenleben: in nur sechs Tagen nimmt sie das Fünfhundertfache (!) an Gewicht zu. In diesen sechs Tagen hat sie praktisch die Größe der ausgewachsenen Biene erreicht.

Diese enorme Leistung läßt sich nur mit optimaler Nahrung erzielen. Schon wieder hat die Natur hier in wunderbarer Weise dafür gesorgt: in Gestalt des Futtersaftes, der in den Speicheldrüsen der Ammenbienen (siehe Abbildung) entsteht. Drei Tage lang bekommt die Larve diesen an Nährstoffen (insbesondere niedrigmolekularen Proteinen) enorm reichen Futtersaft (die Larven, aus denen Königinnen werden sollen, bekommen ihn die ganze Zeit); am Ende des dritten Tages wird die Ernährung höchst radikal umgestellt. Von da an erhält die Arbeitsbiene nur noch Wabenpollen (sogenanntes Bienenbrot, auch schon Varro und Plinius unter »Erithace« bekannt) bis zum sechsten Tag.

Dann geht die Phase des Fressens und Wachsens in einen Zustand seltsamer Ruhe über. Die Larve spinnt sich zur Puppe ein; Arbeitsbienen verdeckeln ihre Zelle (der Imker spricht von »verdeckelter Brut« im Unterschied zur »offenen Brut« vorher). Nach zwölf Tagen streift sie ihr Puppendasein ab und schlüpft – die junge Biene ist da! 21 bis 24 Tage hat das seit der Eiablage gedauert.

»Eine frisch geschlüpfte Biene sieht so struppig aus wie ein gebadeter Vogel« berichtet Karl von Frisch. Die feinen Haare kleben zusammen, und so ist das erste, was das Neugeborene tut, sich zu putzen. Dann beginnt die Biene ihre

Erste Phase: Zellenputzerin. Sie reinigt die Zellen der eben geschlüpften Bienen (es muß nicht ihre eigene sein), damit Platz für neue Eier entsteht. »Im übrigen sitzen sie in den ersten Tagen viel untätig auf den Waben herum, und ihre einzige Leistung dabei scheint zu sein, daß sie sich, wenn es kalt wird, auf den Brutzellen zusammendrängen und so die Brut vor Abkühlung schützen« (Frisch). Überhaupt ist auch die Temperaturregelung im Bienenstock ein kleines Wunder. Sowohl zur Entwicklung der Brut als auch zur Eindickung des Honigs ist eine Temperatur von rund 35 Grad Celsius notwendig. Ist es kalt, drängen sich die Bienen auf den Brutwaben zusammen und wärmen sie mit ihren Körpern; wird es dagegen warm, fächeln sie mit ihren Flügeln den Waben Kühlung zu. Und in einer Art »Luftkette« treiben sie die zu warme Luft beim

Flugloch hinaus. Alles »das sind verhältnismäßig grobe
Behelfe, die für sich allein die genaue Einstellung der Bruttem-
peratur unmöglich erklären können. Wie sie diese zuwege
bringen, das gehört zu den vielen Rätseln, die das Bienenvolk
noch birgt« [43; 33].

Die zweite Phase: Pflegebiene. Ab ihrem dritten Lebenstag
ist die junge Biene zur Brutpflege eingeteilt. Sie beginnt bei
den älteren Larven, die sie mit einem Gemisch aus Pollen und
Honig (Wabenhonig) füttert.

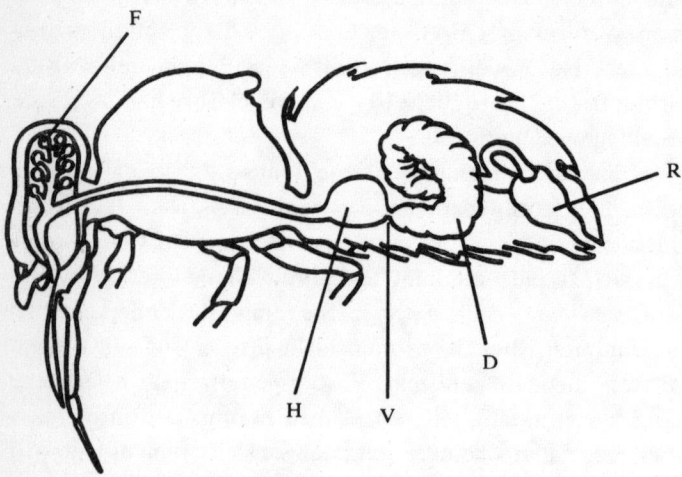

Querschnitt durch »Doktor Biene«: F Futtersaftdrüse, H Honigmagen, V
Ventil zwischen Honigmagen und Verdauungsapparat (V), R Rektalblase.

Die dritte Phase: Ammenbiene. Ab ihrem sechsten Lebenstag ist die Futtersaftdrüse der Biene voll entwickelt. Diese
»Muttermilch der Bienen«, der Futtersaft oder das Gelée
royale, dient, wie beschrieben, dem besonders schnellen
Wachstum der jungen Larve.

Die vierte Phase: Stockbiene, Baubiene. Am zehnten Lebenstag beginnen die Futtersaftdrüsen zu verkümmern, die Biene wagt auch schon erste Orientierungsflüge außerhalb des Stokkes. Sie bleibt aber noch hauptsächlich bei der Arbeit im Stock. Hier nimmt sie heimkehrenden Sammelbienen den Nektar ab, verteilt ihn an andere Bienen oder in Zellen, nimmt auch den Sammlerinnen den Pollen ab, verteilt diesen und stampft ihn in den Zellen fest. In diesem Alter stehen auch die Baubienen, die an der Unterseite ihrer Körper aus den Wachsdrüsen das Wachs ausschwitzen und es zu Waben formen. Die gibt es aber im Stock nur zu bestimmten Zeiten, den »Bauphasen«.

Zur vierten Phase rechnet man auch die Putzbienen, die den Stock von Unrat und Abfall freihalten. Tote Bienen, beispielsweise, werden aus dem Stock hinausgetragen und in einiger Entfernung fallen gelassen.

Die fünfte Phase dauert wiederum nur kurz: Etwa vom achtzehnten bis zum zwanzigsten Lebenstag ist die Biene *Wächterin*. Wer aus Neugier zu nahe an einen Stock tritt und als »fremd« identifiziert wird (und das wird nahezu jeder außer dem »zugelassenen« Imker), erlebt schmerzhafte Stiche. Die Biene stirbt, wenn sie ein Säugetier sticht, denn in der elastischen Haut bleiben Stachel und Giftapparat hängen. Das ist aber aus der Sicht der Biene eher der Ausnahme- denn der Regelfall. Zahlreicher sind die Feinde aus dem Insektenbereich: Wespen, Hornissen und der sogenannte Bienenwolf. Für alle diese Tiere (auch für die eigene Art!) ist das Bienengift tödlich. Aus den Weichteilen zwischen den Chitin-Panzerringen kann die Biene ihren Stachel unversehrt hervorziehen. Bald ist die Giftblase neu gefüllt, und sie kann weiter ihren Dienst als Wächterin versehen.

Die sechste und letzte Phase des Bienenlebens ist die, die wir Menschen am ehesten kennen (und schätzen) : *Sammlerin*. Die Biene fliegt zu Blüten aus, um Nektar und Pollen, und sie fliegt zu Bäumen, um Honigtau (Nebenprodukt bestimmter Läuse) oder Propolis zu sammeln. Forscher haben festgestellt, daß die meisten Bienen »blumenstet« sind, das heißt, sie bleiben, soweit sie können und es die Jahreszeit zuläßt, einer bestimmten Pflanze treu. Das ist ökologisch von hohem Wert, denn so wird sichergestellt, daß eine Spezies nahezu durchgehend befruchtet wird. Die Narzisse beispielsweise hätte ja nichts von Vergißmeinnicht-Pollen.

Wie nun die Bienen Informationen über die zu befliegenden Pflanzen bekommen und weitergeben, interessiert hier nur am Rande. Karl von Frisch hat für die Aufklärung dieser Geheimnisse verdienterweise den Nobelpreis bekommen. Begnügen wir uns hier mit der Feststellung, daß Bienen etwa im Umkreis von bis zu zehn Kilometer rings um ihren Stock »Tracht« einbringen und ihren Kolleginnen durch die Form ihres Tanzes genau die Richtung der ergiebigsten Trachtquelle anzugeben imstande sind. Welche Blüten anzufliegen sind, sagt den Bienen einfach der Duft, den die Sammlerin mitgebracht hat. Dies benützen Imker, um passive Immen zu aktivieren. Wenn es Spätsommer wird und die Bienen in ihrer Sammeltätigkeit nachlassen, aber noch genügend Tracht, etwa von spät blühenden Disteln, einzuholen wäre, stellt der Imker einfach ein Schälchen Zuckerwasser, in das er mehrere Stunden lang eine Distelblüte gelegt hat, in den Bienenstock. Zuckerwasser signalisiert »reiche Tracht«, und der Duft gibt die Blüte an, die es zu besuchen gilt.

Sommersammelbienen, von denen es pro Stock bis zu 80 000 geben kann, werden selten älter als fünf Wochen. Nicht wenige kommen auf ihren Sammelflügen um, auf denen sie vielen Gefahren ausgesetzt sind.

Wenn es Herbst wird, stellt die Königin das Eierlegen ein. Die im August und September geschlüpften Tiere nennt der

Imker »Winterbienen«. Nur mehrere Tausend an Zahl, sind sie doch widerstandsfähiger als die »Sommerbienen«. Mit ihnen geht der Bienenstaat in die Winterruhe.

Obwohl winters die Aktivitäten im Bienenstock stark reduziert sind, geht das Leben weiter. Da wir Menschen den Bienen ihren Wintervorrat, den Honig, weggenommen haben, müssen wir ihnen Futter geben, damit sie ihre Lebensfunktionen aufrechterhalten können: Zucker, in Wasser gelöst. Gelegentlich wird auch Kräutertee zusätzlich gegeben. Das Flugloch bleibt auch bei der ärgsten Kälte geöffnet. Damit es nicht zieht, verkitten die Bienen Ritzen und andere Löcher mit dem selbstgewonnen Harz, der Propolis. Die Tiere hängen im Stock in der sogenannten Wintertraube – einander wärmend und auch bei äußeren Extrembedingungen im Stockinneren eine Temperatur zwischen 20 und 25 Grad Celsius haltend.

Gelegentlich, insbesondere jedoch wenn die Sonne scheint, kommen einige »Spurbienen« aus dem Flugloch, tänzeln auf und ab oder drehen einige Runden um den Stock.

Im Frühling, wenn die ersten Blumen blühen, beginnt die selbstverantwortliche Tätigkeit des Bienenstaates von neuem.

Eine Himmelsmedizin:
Kleine Geschichte des Honigs

Die Kulturgeschichte des Honigs hat mehr denn die der Bienen
Schriftsteller inspiriert.

Klar: Honig ist allemal ein nützliches Produkt. Das muß
schon unseren wildbeutenden Vorfahren der Australopithe-
cus- und Homo-erectus-Rassen klar gewesen sein. Beweisen
läßt sich das nur indirekt, zum Beispiel daraus, daß bestimmte
Tiere, wie etwa Bären, notorische Honigbeuter sind – und
jeder einigermaßen naturverbundene Mensch durch einfache
Beobachtung dies von den Bären lernen kann. In unserer Zeit
der Hochzivilisation sind wildlebende Bären gewiß ebenso rar
wie gute menschliche Beobachter; aber in einem früheren
Kapitel ist unter »Schamanen« einiges zu diesem Thema dargelegt worden. Es steht außer Zweifel, daß der Urmensch den
Bären an Geschicklichkeit um nichts unterlegen gewesen sein
muß.

Die bereits zur Homo-sapiens-Rasse zählenden Cro-
Magnon-Menschen haben uns die ersten bildlichen Doku-
mente darüber hinterlassen. Die berühmtesten finden sich in
der Höhle von Araña in Bicorp in der spanischen Provinz
Valencia. Man nimmt an, daß sie vor 16000 Jahren entstanden
sind.

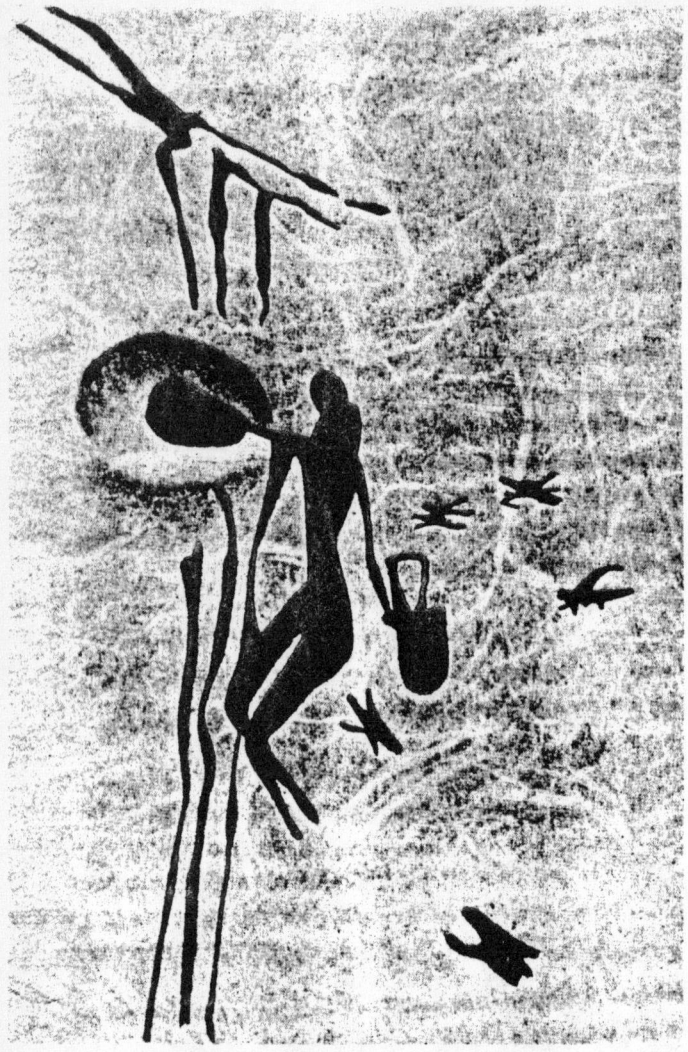

Ein Mädchen beim Sammeln von Honigwaben aus einer Höhle. Steinzeitliche Felszeichnung aus der Araña-Höhle in Bicorp, Valencia, Spanien.

Eine dieser Zeichnungen zeigt ein Mädchen, das, von Bienen umschwirrt, Honigwaben aus einer Höhle holt. Ob es sich um eine Felshöhle handelt und die Frau an einer Strickleiter hängt oder ob die senkrechten Streifen einen Baum symbolisieren, darüber gehen die Meinungen der Experten auseinander. Ich finde: Details sind weniger wichtig. Die Zeichnung ist in ihrer Abstraktion (eine erstaunliche Leistung des Steinzeitmenschen!) derart eindrucksvoll, daß es auf solche Interpretationsfragen nicht ankommt. Fachleute (Imker, Telegraphenarbeiter, Alpinisten) beurteilen die dargestellte technische Aufgabe als »schwierig«. Indianer hingegen nicken beifällig: »Jaja, das machen wir auch so.« Noch heute sind an verschiedenen Stellen des Erdballs, zum Beispiel in Südamerika, in Indien, in Korea, China und in Sibirien ähnliche Techniken in Gebrauch. Man arbeitet mit Sisal- oder Hanfseilen, zum Teil mit Strickleitern, um an die begehrten Waben heranzukommen.

Der Mensch der Vorzeit hat sicherlich nicht nur den Honig, sondern zumeist die ganzen Waben genossen. Eier und Larven darin werden ihn kaum gestört haben. Wahrscheinlich war diese Zukost nur erwünscht: Eiweiß aufzutreiben war damals härteste Arbeit (Jagd) – im Gegensatz zu unserer Zeit, wo der Eiweißüberschuß eines der Hauptprobleme der Volksgesundheit ist.

Bei den Indianern Nord- und Südamerikas, bei den Eingeborenen Neuseelands und in zahlreichen andern Gebieten ist Honig auch heute noch eine hochgeschätzte, zum Teil kultisch verehrte Speise, was sicherlich mit ihrer relativen Seltenheit zusammenhängt. In vielen Fällen ist die erste Speise, die das Neugeborene bekommt, Honig; Eltern und andere Stammesangehörige verzichten unter Umständen auch längere Zeit hindurch auf die ihnen zustehende Honigration, damit der Säugling hiervon genug erhält. Wer die verdauungsfördernde und bakterizide Wirkung des Honigs kennt (die moderne Chemie hat das zweifelsfrei nachgewiesen), wundert sich, daß vermeintlich primitive Indios oder Buschmänner das so genau wissen.

Honig in der Antike

Ein kurzer Streifzug durch die Lebensweise der Völker der Antike zeigt, daß dieses Bienenprodukt nicht nur als Nahrungs- und Genußmittel (hier in der vergorenen Form als Met), sondern auch als Heilmittel verwendet wurde. Die moderne Pharmakologie hat sich solchen Befunden gegenüber eine geringschätzige Haltung angewöhnt: »Nun, viel anderes gab es damals nicht. Also mußte man eben probieren . . . So kam man auf Honig und Lehm, zum Beispiel für Umschläge.« Seltsam ist freilich, daß manche Wunden unter der Einwirkung komplexer antibakterieller Streupuder nicht richtig zuheilen wollen, dies in der Regel bei Honig- und Propolisauflagen jedoch sehr schnell geschieht.

Die Sumerer, beispielsweise, die uns reichhaltige schriftliche Aufzeichnungen hinterlassen haben, kannten die Heilwirkung des Honigs schon erstaunlich genau. Ein Täfelchen in Keilschrift überliefert ein paar solcher Rezepte mit Honig. Bemerkenswert: Die Indikationen, so würden wir heute sagen, stehen nicht dabei. Die muß – anders ist das nicht erklärbar – jeder Arzt in Nippur gewußt haben.

Ganz sicher haben die Hethiter (eines der ersten indogermanischen Völker), die um 2000 v. Chr. im Gebiet der heutigen Türkei und Syriens siedelten, Bienenzucht betrieben. Ihre erstaunlich hintergründige Sprache hat die wichtigsten einschlägigen Worte kreiert (wie sie ausgesprochen werden, ist, mangels Tondokumente aus dieser Zeit, verständlicherweise unsicher): *Melit* für Honig, *medhu* für Met und vermutlich *bhi* für Biene. Ein Blick in mehrere etymologische Wörterbücher zeigt, daß nicht nur im indogermanischen Sprachraum, sondern auch außerhalb diese Wurzeln verbreitet sind – sie sind also nahezu weltweit.

Sanskrit *mádhu* heißt nicht nur Honig, sondern ist auch der Name des ersten Frühlingsmonats; davon abgeleitet sind *madhuka* und *madhupá* für Biene, die auch *bhrǹga* heißt. Honig ist griechisch *meli* und damit eng verwandt mit *melissa*, Biene. Kluges etymologisches Wörterbuch der deutschen Sprache nennt *hona(n)g* als althochdeutsche Form für Honig, wobei die Kombination *ng* immer nasaliert wurde. Philologischer Scharfsinn hat erkennen lassen, daß diese Bezeichnung von der gelben Farbe herrührt: »Altniederfränkisch *honog*... schwedisch *honung*... führen auf germanisch *huna(n)ga* aus indogermanisch *kenako*, ›goldfarbig‹, ›honig-goldgelb‹. Urverwandt sind altindisch *kañcana*, ›Gold‹, und griechisch *knēkós*, ›gelblich‹...« [76; 315].

Die vergorene Form des Honigs, »das älteste unserer geistigen Getränke«, der Met, muß ebenso wie die Biene in der ganzen antiken Welt verbreitet gewesen sein. Althochdeutsch *metu*, altfriesisch *mede*, germanisch *medus* (ein Wort – höchst seltener Fall! –, das als deutsches Lehnwort ins Hochlatein der römischen Kaiserzeit übergeht), altfranzösisch *mietz*, awestisch *madu*, altkornisch *medu*, bretonisch *mez*, altkymrisch *med*, altslawisch *medu* legen Zeugnis von der Internationalität dieser alkoholischen Variante des Honigs ab.

Ägypten kannte Bienenzucht und Honig, wie sich aus hieroglyphischen Darstellungen ergibt. Der bekannte medizinische Papyrus Smith erwähnt Honig als Wundheilmittel. Königin Hatschepsut führte eine Biene in ihrem Wappen. Man fand

Töpfe mit Honig, luftdicht verschlossen, als Beigaben in Pharaonengräbern. Tausende von Jahren nach seiner »Konservierung« war dieser Honig noch genießbar. Kostbar war er damals: ein Topf voll entsprach dem Wert eines Ochsen oder Esels.

Zahlreich sind die Stellen im Alten und Neuen Testament, die sich auf den Honig beziehen. *D. baš* hebräisch für Honig hat keine Entsprechung im Indogermanischen, nur der Name Debora *(D. borah),* zu deutsch Biene, ist uns allenfalls geläufig. Salomos eingangs zitierte Weisung, Honig zu essen, steht erratisch zwischen der Aufforderung, die zu erretten, so man töten will, und dem Hortativ: »Also lerne die Weisheit für deine Seele ... Laure nicht als ein Gottloser auf das Haus des Gerechten ...« (Sprüche 24, 11–15). Vor einem Zuviel warnt Spruch 25, 16: »Findst du Honig, so iß sein, soviel dir genug ist, daß du nicht zu satt werdest und speiest ihn aus.« Daraus und aus Jesaia 7,15 (»Butter und Honig wird er essen, wann er weiß, Böses zu verwerfen und Gutes zu erwählen«) abzuleiten, die alten Hebräer hätten Bienenzucht betrieben, ist kühn – aber auch nicht widerlegbar. Im Neuen Testament wird von Johannes dem Täufer gesagt, seine Speise sei »Heuschrecken und wilder Honig« (Matthäus 3, 4) – wahrscheinlich um solchen frei zusammengetragenen, also »wilden« Honig vom »gezüchteten« der domestizierten Bienenvölker zu unterscheiden, wie dies in der Literatur durchgehend zu finden ist.

Mir ist diese Stelle indes wegen eines ganz anderen Aspekts wichtig. Hemmungslose Honig-Propagandisten behaupteten nämlich vor noch nicht allzulanger Zeit, daß, wer ausschließlich Honig esse, sich solchermaßen vollkommen ernähren könne, es ihm mithin an nichts mangle. Das ist natürlich einseitig und falsch. Zwei sehr wichtige Bestandteile fehlen nämlich dem Honig: Eiweiß und Vitamin C. In Zeiten des

Eiweißüberschusses kann man Proteine sicherlich eine Zeitlang von seinem Speisezettel streichen, wie Ärzte in Selbstversuchen festgestellt haben; es passiert nichts dem Körper Abträgliches. Eine reine Honigdiät mehrere Wochen hindurch dürfte uns, die wir an überreichlich Eiweiß gewöhnt sind, nur guttun, vorausgesetzt, daß Vitamin C zugeführt wird. Die »Johannes-Diät« enthält freilich alles und beweist, daß man sowohl Kohlehydrate, Spurenelemente und Vitamine (Honig) als auch Eiweiß (Heuschrecken) zum Leben braucht. Johannes aß mithin zwar eine Reduktions-, aber keine Mangelkost. Offensichtlich hat er mit den Heuschrecken genügend Pflanzenreste zu sich genommen, um nicht an Avitaminose (Skorbut) zu erkranken.

Griechenland und Rom

Die griechische Medizin ist die Ahnherrin der unsrigen, mit dem einzigen Unterschied: Die griechischen und byzantinischen Ärzte fühlten sich zwar auch als Naturbeobachter und Naturwissenschaftler (so wie die heutigen), sahen sich aber immerdar den Kräften der Natur und der Götter verbunden. In diesem Sinne war das medizinische Verständnis auch Hippokrates schamanistisch, und seine Behandlungen und Heilmittel zu verstehen, ist ohne diesen Aspekt wohl nicht möglich.

Hippokrates setzte Honig gleich seinen anderen Haupttheilmitteln Wasser und Luft als eine Art Panazee ein. Bei allen Verletzungen, Geschwüren oder eiternden Wunden verordneten er und seine Schüler Honig. Honig ist Bestandteil vieler Zug- und Heilsalben in Athen, Korinth und Sparta. Hippokrates war auch der Ansicht, daß bei Fieber Honig das Blut kühle und verdünne, und er verabreichte ihn oft mit Wasser oder mit

Essig (Sauerhonig) verdünnt. Honigwasser war ein beliebtes Erfrischungsgetränk, und Met war weithin geschätzt, sehr oft in Zusammenhang mit kultischen Handlungen. Honigkuchen gab es als Preise bei den häufigen Wettkämpfen; Honigopfer an verschiedene Götter (Selene, Demeter, Artemis) sind bezeugt.

Seltsam: Aller Gelehrsamkeit zum Trotz wußte die Antike nicht, woher Honig eigentlich stammt. Dem großen Aristoteles, von dem die Scholaren zweier Jahrtausende abgeschrieben haben, war zwar bekannt, daß die Bienen Honig sammeln; er glaubte aber, er fiele vom Himmel auf die Blüten. Immerhin kannte er den Thymianhonig vom Berg Hymettos und wußte ihn (er galt in der Antike als der kostbarste) anzuwenden.

Theophrast (372–287 v. Chr.) von Eresos auf Lesbos, Schüler des Platon und des Aristoteles und Verfasser der *Ethischen Charaktere,* hat, so wissen wir aus zeitgenössischen Zeugnissen, die erste Honig-Monographie der Geschichte geschrieben. Nur ein winziges Bruchstück ist auf uns gekommen.

In Rom propagierte im ersten vorchristlichen Jahrhundert ein Arzt, dessen Name Asklepiades ihn als Schüler der hippokratischen Schule von Kos (die ihre Heiltradition auf den Gott der Heilkunde, Asklepios, zurückführten) ausweist, den Honig als eine Art Psychopharmakon gegen Depressionen und Melancholie und als Geriatrikum.

Ungefähr zur gleichen Zeit bemächtigt sich die Wissenschaft der Bienen: Marcus Terentius Varro (»Varro Reatinus«, 116–27 v. Chr.) widmet einen beachtlichen Teil seiner *Rerum Rusticarum* der Bienenzucht. Varros historische Funktion: Seit seiner Darlegung gehören Landbau und Bienenzucht zusammen. Von Vergils *Georgica* und ihrem Bienenstaat war schon die Rede. Selbstverständlich nimmt bei Plinius dem Älteren Honig einen breiten Raum ein. Er folgt in seiner Systematik den Hippokratikern und nennt den zu bestimmter Stunde gesammelten Honig »Himmelsmedizin für Augen, Geschwüre und Eingeweide«, immer in Anlehnung an das aristotelische Vorurteil, Honig falle vom Himmel – ein Analogon zu der Mär, Bienen und Wespen entstünden aus faulendem Pferdefleisch.

Roms Ärzte und Philosophen (die Grenze war damals zum Glück für die Behandelten noch nicht genau zu ziehen) waren überzeugt, daß Honig stark entgiftende Wirkung habe, mitunter sogar als Gegengift (*antidosis)* zu verwenden sei, zum Beispiel bei Vergiftung durch zuviel Opium. Das wurde glänzend durch genaue physiologische Arbeiten von Büdingen, Schwab, Pfeiler und anderen im zwanzigsten Jahrhundert bewiesen. »Heute weiß man, daß die Leber ihren Entgiftungsprozeß ordnungsgemäß nur durchführen kann, wenn ihr genügend Traubenzucker zur Verfügung steht« [55; 70]. Und Traubenzucker ist in Honig zu rund 32 Prozent enthalten.

Gelächelt hat man auch darüber, daß Roms und Griechenlands Ärzte (auch die ägyptischen taten das, aber die wurden noch weniger für voll genommen) Honig gegen Augenleiden verordneten. Die subtile bakteriostatische Wirkung durch das in Spuren im Honig enthaltene Wasserstoffperoxid ist erst seit wenigen Jahren wissenschaftlich belegt. Andere Stoffe wirken regelnd auf das Augenmilieu, und sicherlich gibt es auch positive Einflüsse über die von Enderlein* untersuchten Endobionten der Augenzentralvene bei Einnahme des Honigs per os (durch den Mund). Wahrscheinlich ist es grauer oder grüner Star, was Dioskorides unter »Dunkelheit der Augen« versteht, die man mit Honig beheben könne. Im übrigen verschrieb dieser aus Kleinasien stammende und in Rom wirkende Arzt

---

* Über die Wirkung von Mikroorganismen im menschlichen Organismus muß auf die einschlägige Literatur verwiesen werden [110, 111]. Das Institut für Symbioselenkung, A-5081 Anif 70, stellt auf Wunsch Literatur zur Verfügung.

Honig zur Stärkung, gegen Vergiftungen und lokal und intern gegen Hundebisse.

Klaudios Galenos (131–200 n. Chr.), ebenfalls ein Arzt aus Kleinasien (Pergamon) schätzte Honig als Kräftigungsmittel, Potenzmittel und Geriatrikum. Neben dem Rauch von Huflattich (Tussilago farfara) verwendete er bei Erkrankungen der Bronchien und der Lungen Honig – ebenso wie den Huflattich in Form von Inhalationen. Und er hatte damit Erfolge auch bei Krankheitsbildern, die sich im Lichte der Erkenntnisse des neunzehnten und zwanzigsten Jahrhunderts eher wie Lungentuberkulose ausnehmen.

Nicht nur bei Ibn Sina (Avicenna), sondern in der gesamten arabischen Medizin hat Honig einen hohen Stellenwert. Ibn Sina und Mesue folgen besonders Ovids *Ars amandi;* und vom Ruhm, ein Potenzmittel zu sein, hatte der Honig auch im vierzehnten Jahrhundert noch nichts eingebüßt, als der arabische Weltreisende Ibn Battuta schrieb [zitiert nach 78; 91 f.]:

»Zehn Tage, nachdem wir uns in Calicut eingeschifft hatten, erreichten wir glücklich die Insel Dibat-el-Halal. Sie liegt inmitten zahlreicher anderer Eilande, und alle sind von braven Moslems bewohnt. Aus Honig und Kokosmilch bereiten sie eine Art Met, der ihnen im Verein mit gewissen Fischen, die sie hauptsächlich genießen, eine einzigartige, bei anderen Völkern nicht anzutreffende Manneskraft verleiht. Die Einwohner dieser Insel vermögen bei ihren Ehefrauen Erstaunliches, aber auch ich, ein Fremdling, wurde dieser Kräfte teilhaftig. Ich hatte, solange ich auf diesen Inseln weilte, vier rechtmäßige Frauen und war täglich für jede von ihnen bereit, besuchte jedoch überdies noch jene meiner Konkubinen, die gerade an der Reihe war, – und das achtzehn Monate lang.«

Das Land, in dem Milch und Honig fließen

Bevor es kahlgeholzt wurde, war Palästina (so wie der Libanon) wohl wirklich ein Land, in dem Milch und Honig flossen. Bienen hausten in hohlen Bäumen und in Felshöhlen, und die, die Gott liebte, ließ er »Honig aus dem Felsen saugen« (5. Moses 32, 13). Mystische Bedeutung wird der »Himmelsspeise« bei Lukas (24, 42 f.) unterlegt: Der auferstandene Christus tritt unter seine Jünger, und da sie ihm nicht glauben (»... sie meinten, sie sähen seinen Geist«), verlangt er: »Habt ihr etwas zu essen? Und sie legten ihm vor ein Stück von gebratenem Fisch und Honigseim. Und er nahm's, und aß vor ihnen.«

Damit ist Wabenhonig gemeint. Wer sich an Luthers »Seim« (»dickflüssiger Honig, wie er aus der Wabe fließt«, sagt Kluge [76; 700], aber auch »fadenziehende Masse« und »Bedeutungsübertragung Wabe von Honig«) stößt, sei ans Original verwiesen: *Kai apo melissiou kerion* (... und Waben von den Bienen). *Kerion* ist gleich Wachskuchen der Biene, Wabe, Honigwabe. Noch heute wird der Wabenhonig als höchst kostbar geschätzt; man ißt ihn mit dem Wachs.

So wird neben dem griechischen *Ichthys* (Fisch)*, dem Anagramm für Christos, der Honig zu einem Teil des frühchristlichen Mysteriums. Die Biene, deren Parthenogenese damals noch niemand rational kannte, stand bereits im frühen Christentum in hohem Ansehen. Edmund Herold, Pfarrer und Imker, berichtet: »Nach einer frühchristlichen Legende erhielt die Biene beim Auszug aus dem Paradies einen besonderen Segen. Sie galt als ›Magd des Herrn‹ wie Maria, ihr Wachs als ›jungfräuliches Erzeugnis‹, als Symbol des Leibes Christi.

* Die Anfangsbuchstaben »Iesous CHristos THeou Yios Soter – ICHTHYS« ergeben: Jesus Christus, Gottes Sohn, Erlöser.

Darauf soll der Gebrauch der Wachskerzen beim Gottesdienst zurückgehen. Einmal sollen Bienen auf Befehl des ägyptischen Eremiten Antonius (3. Jh.) eine Monstranz aus Wachs um eine geweihte Hostie gebaut haben. Später übertrug man diese Legende auf den heiligen Antonius von Padua. Weil man die Biene selbst als jungfräulich geboren betrachtete, brachte man sie gerne in Beziehung zu Christus, Maria und heiligen Jungfrauen (Agnes, Radegundis, ätherische Biene, reinste Biene usw.). Das Lob der Biene fand auch Eingang in das Jubellied des Diakons am Karsamstag, das sogenannte ›Exultet‹. Von dem recht ausführlichen früheren Text, der auf Augustinus oder Ambrosius zurückgehen soll, blieb im heutigen Text nur noch eine kurze Erwähnung übrig. Den früheren langen Lobpreis hatte schon der heilige Hieronymus (384) als zu weltlich oder gar heidnisch empfunden. Aber ganz hat sich die Sympathie für die Biene in der Liturgie doch nicht unterdrücken lassen« [55; 28].

Die urdeutsche Form der Bienennutzung ist die Zeidlerei. In Wäldern wild lebende Bienen wurden von den Zeidlern regelmäßig besucht. Man erntete ihren Honig, beließ aber meist dem Volk soviel, daß es durch den Winter kam. Mit ihren Zeichen markierten die Zeidler von ihnen gefundene und genutzte Bienenbäume, und bei Todesstrafe durfte sich kein anderer daran vergreifen. Eigene Zeidler-Gesetze sorgten dafür, daß »Bienenrecht« Recht blieb. Zentren waren um das Jahr 1000 etwa Nürnberg und Regensburg. Noch heute sind Honigkuchen (Pfefferkuchen) Spezialität vieler Städte – sie gehen auf diese Gebiete der Zeidlerei und mitunter auf besondere Privilegien zurück.

Auch die Germanen glaubten, daß der Honig vom Himmel fiele – als Tau der Weltesche Yggdrasil.

In den Klöstern des Mittelalters spielte Honig eine wichtige

Rolle, wenn auch nicht übersehen werden darf, daß die Haltung der Bienen als »Haustiere« von den Römern und nicht von den Germanen übernommen wurde. Nicht nur Zeidler mußten Honig als Zehnten abgeben (ein Brauch, der schon in Ägypten üblich war), sondern auch Bauern und Bauernimker (wir würden sie heute Nebenerwerbsimker nennen). In der berühmten Landgüterverordnung bestimmt Karl der Große um 800, daß jedes Landgut einen Imker und einen Metbrauer haben müsse; der Bedarf des kaiserlichen Hofes an Honig, Wachs und Met war riesengroß.

Selbstredend nimmt Honig auch bei der heiligen Hildegard von Bingen (1098–1179) bzw. in ihrer Medizin einen wichtigen Platz ein. Das »Et homo, qui pinguis est et crassas carnes habet, si mel saepe comederit, tabem in eo parat« (Migne 1197 D) ist einer der bei Hildegard seltenen Fälle von Negativempfehlung: »Der Mensch, der fett ist und dicke Fleischmassen hat, wird sich, wenn er häufig Honig ißt, die Verwesung anfressen« (man verzeihe mir die etwas freie Übersetzung). Honig ist indes unverwechselbarer Bestandteil zahlreicher Hildegard-Heilmittel, zum Beispiel des Kastanienhonigs und des Herzweins (Rezepte im Anhang).

Honig – ein bißchen (Bio-)Chemie

Für die Biene ist Honig der Lebensinhalt (zumindest der ihrer letzten Lebensperiode), für ein Kind eine angenehme Schlekkerei. Für den Imker bedeutet er Broterwerb (unter sorgfältiger Beachtung des deutschen – bzw. Schweizer oder österreichischen Honiggesetzes), für den Bären angenehme Beute, für den Chemiker ein (verunreinigtes) Gemisch mehrerer Zuckerarten und Wasser.

Um Ordnung zu schaffen und die Übersicht zu halten, wollen wir einmal die Herkunft des Honigs unterscheiden.

1. Eine Hauptquelle ist der Nektar blühender Pflanzen (Phloem-Saft). Aus Nektar werden Blütenhonige.
2. Die zweite Quelle ist der Honigtau. Bestimmte Insekten, wie sie etwa von Ameisen als »Haustiere« gehalten werden (Blattläuse gehören dazu und Schnabelkerfen), stechen das saftführende Pflanzengewebe (Phloem) an und saugen den Saft aus. Das geschieht in so überreichem Maße, daß ein großer Teil dieses süßen Saftes wieder ausgeschieden wird. Diese zuckerreiche Flüssigkeit tropft als Honigtau von Blättern und Zweigen verschiedener Laub- und Nadelbäume. Die anfallenden Mengen können von den Ameisen meist nicht verarbeitet werden – so bleibt noch genug für die Bienen. Aus Honigtau werden Waldhonige (80 Prozent der österreichischen Honige sind Honigtauhonige).

Die Biene sammelt den Saft in ihrem Honigmagen (siehe Zeichnung auf Seite 26). Beim Passieren des Schlundes tritt Speichel aus den Speicheldrüsen im Kopf hinzu. Was die Biene für ihren eigenen Organismus braucht, wird durch ein Ventil in

den Verdauungsapparat gelassen. Oft ist das pro Sammelflug
nichts, meist nur sehr wenig.

In mühevoller Kleinarbeit haben Forscher bestimmt, wann
die Biene wieviel Nektar von welcher Pflanze einbringt [64].
Die Biene kann fast soviel Nektar transportieren wie ihr
eigenes Körpergewicht ausmacht. Die Honigblasenkapazität
beträgt zwischen 30 und 70 Mikroliter (Volumen) bzw. 30 bis 80
Milligramm (Gewicht). Das Gewicht hängt von der Zucker-
konzentration des Nektars ab. Gelegentlich fliegen Bienen in
die Irre und kommen ohne Tracht heim. Für solche Zwecke
zehren sie von einer Art »eiserner Nektarration« in ihrem
Honigmagen.

Der Honig entsteht durch Eindickung des Nektars und
Zusatz von Fermenten aus dem Bienenorganismus. Die Biene
liefert den Nektar ihres Sammelfluges ab; der Vorgang ist
eindeutig Erbrechen (von manchen Forschern auch als »Her-
auswürgen« beschrieben). Stockbienen nehmen den Nektar
auf, versetzen ihn dabei mit ihren Fermenten und lagern ihn in
den Waben. Der Nektar, dessen Wasseranteil ursprünglich 80
Prozent betrug, verliert durch dieses wiederholte Umlagern
und Weiterverdauen Wasser. Reiner Honig enthält nur noch
zwischen 18 und 20 Prozent Wasser.

Honig ist mithin eingedickter und fermentierter Nektar oder
Honigtau. In der Diktion der deutschen Honigverordnung
(Reichsgesetzblatt vom 21. März 1930 ist definiert: »§ 1 (1)
Honig ist der süße Stoff, den die Bienen erzeugen, indem sie
Nektariensäfte oder auch andere, an lebenden Pflanzenteilen
sich vorfindende süße Säfte aufnehmen, durch körpereigene
Stoffe bereichern, in ihrem Körper verändern, in Waben
aufspeichern und dort reifen lassen.«

Am Rande sei vermerkt, daß es eine friedliche, aber tiefgrei-
fende erkenntnistheoretische Auseinandersetzung über die

Frage gibt, ob Honig als Erzeugnis der Biene oder der Pflanze zu gelten habe. Setzt man »Erzeugnis« mit »Produkt« gleich, wird man unschwer erkennen, daß Autor und Verlag »Doktor Biene« das Hauptverdienst anrechnen und damit der deutschen Honigverordnung folgen. Karl von Frischs geistreicher Einwand dagegen lautet, daß die wesentlichste Substanz des Honigs, der Zucker, ja ein Erzeugnis der Pflanzen sei:

»Viele Bienenkundige und Imker betrachten den Honig als ein Erzeugnis der Bienen und werden sehr ungehalten, wenn man sagt, daß er im wesentlichen nur das Ergebnis ihrer Sammeltätigkeit an den Blüten ist. Tatsächlich wird ja der Blütennektar von den Bienen nicht nur eingedickt; der Zucker wird von ihnen teilweise chemisch verändert, in eine leichter verdauliche Form überführt, und zwar in gleicher Weise wie in unserem Darm, so daß diesem die Verdauungsarbeit vorweg abgenommen wird. Manche glauben, daß der Honig überdies durch Spuren von Stoffen, die ihm aus dem Körper der Bienen beigefügt werden, als Nahrungsmittel an Wert gewinne. Doch der Hauptbestandteil des Honigs, der Zucker, der ihn zum gehaltvollen Nährstoff macht, und der überwiegende Teil jener kleinen Beimengungen, welchen er sein feines Aroma und seinen Ruf als begehrtes Genußmittel verdankt, stammt zweifellos aus den Blüten. Wir wollen stets daran denken, daß keines Menschen Geduld ausreichen könnte, jene köstlichen, aber winzigen Nektartröpfchen aus den Blumen zu sammeln, daß es also ohne Bienen auch keinen Honig für uns gäbe. Aber wir tun der Ehre der Imker, der Bienen und des Honigs keinen Abbruch, wenn wir uns klarmachen, daß die Blüten seine eigentlichen Erzeuger sind.« [43; 16].

Die Auffassung, daß Nektar ein Pflanzen-, Honig jedoch ein Bienenprodukt ist (seine Existenz wäre ohne die Kombination Nektar und Biene nicht möglich), hat sich seither durchgesetzt.

Analyse des Honigs

Nun ist es Zeit für eine chemische Analyse des Honigs. Sein Hauptbestandteil ist der Invertzucker, ein Gemisch aus dem rechtsdrehenden Traubenzucker (auch Glucose oder Dextrose) und dem linksdrehenden Fruchtzucker (Fructose oder Laevulose).

»Rechtsdrehend« bedeutet, daß eine wäßrige Traubenzuckerlösung die Schwingungsebene eines polarisierten Lichtstrahls nach rechts (dexter = rechts) dreht. Fructose dreht nach links (laevus = links). Der Hauptbestandteil des Nektars, die Saccharose (Rohrzucker, Rübenzucker), dreht nach rechts, der Invertzucker, obwohl er ein Gemisch gleicher Teile Dextrose und Laevulose ist, nach links (daher der Name: inversio = Umkehr). Dieses Phänomen konnte dadurch geklärt werden, daß Fruchtzucker stärker nach links dreht als Traubenzucker nach rechts:

Zucker   Saccharose   Hydrolyse   D-Glucose + D-Fructose
Drehwinkel   + 66,5 $\longrightarrow$ + 52   − 92
                                              $\underbrace{\qquad\qquad\qquad}$
                                                      − 20

Die Entdeckung des Naturphänomens der optischen Aktivität durch Louis Pasteur und die Aufklärung der chemischen Struktur vieler Zucker durch Emil Fischer hat den Blick in eine zuvor unbekannte Welt geöffnet. Man darf nie vergessen, daß die Hauptschöpferin unserer optisch aktiven Nahrungsmittel die Biene ist – beziehungsweise ihr Ferment Invertase, das die Spaltung (Hydrolyse) des Rohrzuckers in die leichtverdaulichen »Hexosen« (Zucker, die sechs Kohlenstoffatome enthalten) Glucose und Fructose bewirkt.

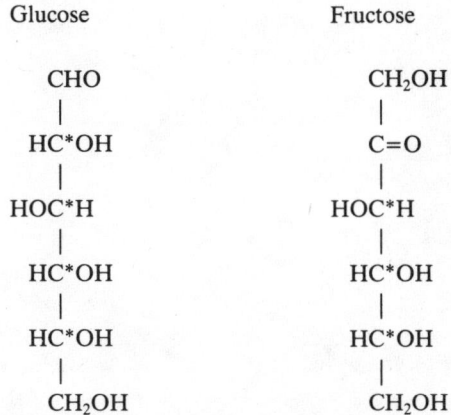

Glucose

CHO
|
HC*OH
|
HOC*H
|
HC*OH
|
HC*OH
|
CH₂OH

Fructose

CH₂OH
|
C=O
|
HOC*H
|
HC*OH
|
HC*OH
|
CH₂OH

Optische Aktivität (also Drehung der Schwingungsebene polarisierten Lichtes nach rechts oder links) gehört wesensmäßig zum Leben – das weiß man seit Pasteur und Fischer. Stereochemische Untersuchungen haben ergeben, daß das Prinzip der optischen Aktivität auf der Asymmetrie von Molekülen beruht. Eine organische Verbindung ist dann optisch aktiv, wenn sie mindestens ein asymmetrisches Kohlenstoffatom besitzt, das heißt, wenn dieses vier verschiedene Substituenten trägt.

Bei der Milchsäure sind beispielsweise die vier verschiedenen Substituenten (CH₃, H, HO und COOH) in zwei Arten am zentralen Kohlenstoffatom (schwarz) anzuordnen. Es ergeben sich zwei spiegelbildliche Figuren, die man als D- und L-Form bezeichnet.

Das asymmetrische Kohlenstoffatom ist das schwarz dargestellte. Bei der Glucose haben wir es gleich mit vier asymmetrischen C-Atomen (in den Formeln mit einem Stern bezeichnet), bei der Fructose mit drei zu tun.

Um die Sache ganz zu verstehen, muß noch der Begriff der

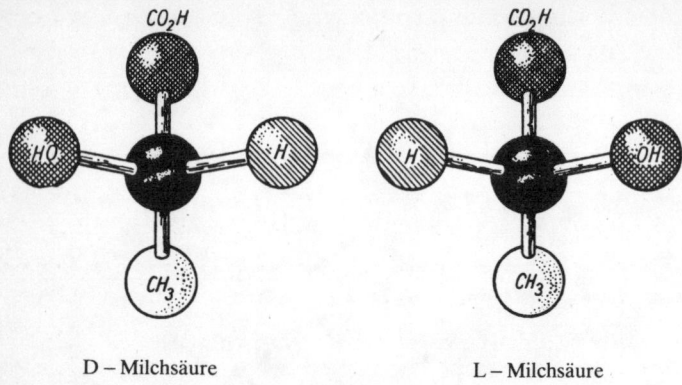

D – Milchsäure   L – Milchsäure

Konfiguration eingeführt werden. Man geht vom einfachsten Zucker, vom Glyzerinaldehyd, aus, und legt fest, daß

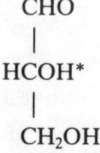

$$CHO$$
$$|$$
$$HCOH^*$$
$$|$$
$$CH_2OH$$

die Rechtsform sein möge. Die spiegelbildliche Form mit der OH-Gruppe an dem zweiten Kohlenstoffatom nach links wird als L-Form bezeichnet. Nach dieser (willkürlichen) Festlegung durch den Chemiker muß nun noch die Drehrichtung bestimmt werden, die mit der Konfiguration nichts zu tun hat. Die Konfiguration am asymmetrischen C-Atom wird mit den Großbuchstaben D und L, die Drehrichtung der entsprechenden wäßrigen Lösung dagegen mit den Kleinbuchstaben d und l, bzw. in neuer Zeit mit den Symbolen (+) für rechts und (−) für links bezeichnet.

Die Angelegenheit ist deshalb wichtig, weil man herausgefunden hat, daß eine bestimmte Drehrichtung mit gewissen Erkrankungen zusammenhängt. So ist zum Beispiel die L(+)Milchsäure (linkskonfiguriert, aber rechtsdrehend) ein wesentlicher Bestandteil des menschlichen Blutes und der Muskeln. Wo sie fehlt, kommt es zu Stoffwechselentgleisungen, zu denen unter anderem Rheuma, Gicht, Psoriasis und Krebs gehören. Durch geeignete Gaben (potenzierter) L(+)Milchsäure läßt sich das Krankheitsgeschehen günstig beeinflussen. Umgekehrt hat man festgestellt, daß die Gegensäure, die D(−)Form, schädlich ist [110]. Zahlreiche Mikroorganismen und Insekten – darunter unsere Bienen – produzieren optisch aktive Stoffe.

Weitere Zucker im Honig sind: von Pflanzen stammender unzerlegter Rohrzucker, Maltose (Malzzucker) und, je nach beflogener Pflanzengattung, aus diesen stammende seltenere Zucker.

An Fermenten kommen vor: die Invertase (auch Saccharase oder Invertin), mehrere Diastasen (die Stärke zu Dextrin und Dextrin zu Maltose abbauen), Katalase, Amylase, Phosphatasen und das wichtige Enzym Glucoseoxidase, das unter Mitwirkung des Luftsauerstoffs Traubenzucker in Gluconsäure und Wasserstoffperoxid überführt. Dieses stellt Sauerstoff in äußerst reaktiver Form zur Verfügung, und dieser ist wiederum ein hervorragender Keimtöter und Haltbarmacher.

An organischen Säuren kommen Äpfelsäure, Bernsteinsäure, Zitronensäure, Milchsäure, Buttersäure, Gluconsäure, Essigsäure, Ameisensäure, an anorganischen Säuren Phosphorsäure und Salzsäure vor.

Reich ist der Honig an Mineralstoffen, bei manchem mit einem Anteil von drei Prozent: Eisen, Kupfer, Phosphor, Schwefel, Kalium, Natrium, Mangan, Kalzium, Silizium, Magnesium, Chlor, Zink. Dazu kommen Vitamine (wenig

Vitamin C, wie wir wissen), etwa B_1, B_2, B_6, Pantothensäure, Nikotinsäure, H und Folsäure. Pollen enthält jedoch wesentlich mehr Vitamine; Honig als Vitaminspender hat nahezu keine Bedeutung. Analoges gilt für Aminosäuren. Nahezu alle sind im Honig vertreten, aber in sehr geringem Maße. Auch hier ist Pollen wirkungsvoller.

Unter günstigen Umständen ist Honig reich an Pollen – einer seiner wichtigsten Bestandteile. Des weiteren wurden Hormone (Wuchsstoffe), Azetylcholin, das bei der Nervenreizübertragung eine Rolle spielt, Inhibine (Bakterizide) und pflanzliche Farbstoffe wie Flavone oder Karotine gefunden. Aromastoffe vervollständigen das Spektrum dieses wertvollen Heil- und Nahrungsmittels: Alkohole, Aldehyde und Ketone, wie z. B. Formaldehyd, Azetaldehyd, Azeton, Diazetyl, Sesquiterpene (Farnesol) und ätherische Öle wie Menthol, Pinen, Phellandren, Thymol.

Man kann nie von »Honig«, sondern man muß immer von »Honigen« sprechen. Jeder Honig hat seinen ganz eigenen Geschmack, seine charakteristischen Leitpollen. Man müßte ein Honigkoster (analog zu einem Weinkoster) sein, um Farbe, Geruch und Geschmack voll und bewußt werten und beurteilen zu können.

Einen interessanten Zweig bilden die Honig-Pollen-Analysen. Aufgrund der Pollen, die im Honig vorkommen, kann nämlich der Fachmann ganz genau sagen, um welchen Honig es sich handelt. Ein Problem ist zum Beispiel das der importierten Honige. Ware aus europäischen Ländern ist in der Regel teurer als solche aus Mexiko. Der Grund liegt in der spärlicheren Ausbeute gemäßigter Klimate im Unterschied zu den reichen subtropischen Erträgen und den geringeren Lohnkosten in Lateinamerika oder Asien. Auch sind die veterinärmedizinischen Bestimmungen in Europa erheblich strenger. Imker, die mit ihren Stöcken der Tracht nachfahren, haben mit Kontrollen zu rechnen (der Grund: es gibt Bienenseuchen, und diese können verschleppt werden). In Mexiko oder Brasilien ist man damit weniger genau. Finden sich also im angeblich inländischen (und damit teureren Honig) Pollen einer Kakteenart, die in Nord- und Mittelamerika heimisch ist, ist der Beweis erbracht, daß es sich um Importware (oder um den Verschnitt mit einer solchen) handelt.

Daß es nicht einerlei ist, um welchen Honig es sich handelt, wird später gezeigt werden.

Honig lagern

Honig ist nichts Statisches. Gewiß: Es handelt sich um eine übersättigte Zuckerlösung – aber auch um ein »dynamisches System, das sich unter dem Einfluß der in ihm enthaltenen Enzyme ständig verändert« [67].

Eine bekannte Veränderung ist das Festwerden, was auf Kristallisieren der Glucose zurückzuführen ist. Manche unerfahrene Zeitgenossen glauben, Zuckerzusatz (Verfälschung) sei die Ursache und beanstanden solchen Honig bisweilen. Das Gegenteil ist jedoch der Fall: Kandieren ist geradezu ein Echtheitsbeweis. Selbstverständlich ist kandierter Honig genießbar. Wer ihn flüssig haben will, stelle ihn in ein Wasserbad mit einer Temperatur von höchstens 50 Grad Celsius (Thermometerkontrolle!). Nach drei Stunden ist der Honig wieder flüssig.

Das ist gleich die wichtigste Regel: Honig darf wegen seines Gehalts an empfindlichen Fermenten niemals auf mehr als 50 Grad Celcius erhitzt werden (außer beim Kochen und Backen, versteht sich). Auch Temperaturen unter dem Gefrierpunkt sind ungeeignet. In beiden Fällen – Hitze und Kälte – spielt die Expositionsdauer eine Rolle. Da Honig lichtempfindlich ist, hat es sich bewährt, ihn in getönten Gläsern oder Tongefäßen aufzubewahren. Er muß immer luftdicht verschlossen bleiben, da er stark hygroskopisch (wasseranziehend) ist. Offengebliebener Honig verdünnt sich selbst dadurch, daß er aus der Luft Feuchtigkeit anzieht. Alsbald geht er in Gärung über, was man am Schaum auf der Oberfläche erkennt. Honig zieht zudem leicht Gerüche an – auch daran ist bei der Lagerung zu denken.

Honig als Heilmittel

Schon dort, wo der Honig als Nahrungs- und Heilmittel seinen Weg in den menschlichen Körper beginnt, wirkt er wohltuend: in der Mundhöhle, im Kehlkopf, in der Speiseröhre. Bei lästigen und hartnäckigen Mund- und Rachenentzündungen ist mehrmals täglich ein Löffel Honig zu empfehlen, den man gut einspeicheln und im Mund zergehen lassen sollte.

Bei chronischer und akuter Tonsillitis (Mandelentzündung), die selbstverständlich in die Hand eines Arztes gehört, da ja unter Umständen eine Operation notwendig sein kann, tut Honig als »Erste Hilfe« fast immer seine Wirkung. Dicker oder am besten kristallisierter Honig entwickelt an den entzündeten Mandeln seine bakterientötenden, eiterausziehenden und entzündungshemmenden Kräfte. Deutsche Ärzte haben in der Zeit nach dem Zweiten Weltkrieg durch wochenlanges Bepinseln von Mandeln, der Rachen- und der Nasenschleimhaut sogar Diphtheriekranke mit Honig geheilt.

Die bekannteste Nähr- und Heilwirkung des Honigs ist wohl die der Kräftigung. Da Honig hauptsächlich aus Hexosen (Monosacchariden) besteht, braucht unsere eigene Verdauung nicht mehr zu arbeiten, um den Invertzucker aufzuschließen. Die Glucose tritt sofort ins Blut über und steht gleich für Leistung zur Verfügung. Erschöpfungs- und Ermüdungszustände lassen sich mit Honig wirksam bekämpfen.

Sportler, die sowohl Dauerleistungen als auch kurzfristige Spitzenleistungen erbringen müssen, haben Honig auf ihrem Speisezettel. So waren Bienen indirekt sogar am Mount-Everest-Gipfelsieg von Sir Edmund Hillary (1953) beteiligt.

Der Neuseeländer, ein Imker, hatte bei seiner Erstbesteigung zwei Kilogramm Honig im Gepäck.

Chemisch aufbereiteter Traubenzucker ist zwar Traubenzucker, hat aber nicht die gleiche Wirkung wie das »Kombipräparat« Honig. Die Enzyme, Hormone, Wuchsstoffe und organischen Säuren verleihen dem Honigtraubenzucker ein ungleich wirkungsvolleres Energiepotential, wie verschiedene Ärzte herausgefunden haben.

Honig wirkt direkt aufs Herz. Vergleichbar den bekannten Herzdrogen Digitalis oder Crataegus greift Honig bereits über die Zungenschleimhaut in die Herztätigkeit ein. Sehr schnell passiert Honig die Magen-Darm-Schranke und steht damit dem Blut und dem Herz zur Verfügung.

Der Nauheimer Mediziner Eberhard Koch hat in langen Versuchsreihen die Herzwirksamkeit des Honigs nachgewiesen. Da ihn die Wirkungsweise des Honigs (im Gegensatz zu Lösungen von reinem Frucht-, Trauben- oder Invertzucker) immer wieder beeindruckte, vermutete er einen honigspezifischen Wirkstoff, den er »Glykutilfaktor« nannte [55].

Heute weiß man, daß dieser Faktor nichts anderes ist als die Neurotransmittersubstanz Azetylcholin. Sie wird im Zytoplasma der Nervenenden gebildet, in eigenen Kammern gespeichert und, wenn ein Reiz weitergeleitet werden soll, freigesetzt [30].

Nicht erst seit dieser Erkenntnis ist Honig in Naturheilkliniken als Heilmittel anerkannt. Man verwendet ihn bei koronaren Durchblutungsstörungen, Herzrhythmusstörungen, Entzündungen des Herzmuskels, Schädigungen nach Infektionskrankheiten oder Infarkten, bei Hypertonie und unterstützend zur Digitalisbehandlung.

Der Wiener Tierarzt Franz Pfeiler hat in seiner Dissertation *Bienenhonig als Herzmittel* 1943 an mit Kaliumchlorid geschädigten Froschherzen nachgewiesen, daß Honig in Verdünnungen bis 1:50 diese wieder zum Schlagen bringen kann. In den Versuchen erwies sich Honig Traubenzuckerlösungen immer als überlegen.

Pfeiler, Koch, Becker, Brockmann, Büdingen, Nicolai, Küstner und viele andere haben die Wirkung von Honig auf das Herz zweifelsfrei nachgewiesen – man wundert sich, daß die verdienstvolle Arbeit dieser und anderer Ärzte heute weder beachtet noch beherrscht wird. Und nichts ist einfacher, als täglich drei bis fünf kleine Löffel Honig einzunehmen – wo es notwendig ist, selbstverständlich zusätzlich zur normalen medikamentösen Behandlung des Herzens.

Honig geht schnell ins Blut über. Eine Wirkung auf das Abwehrsystem im Blutserum kann vermutet werden, da zum Beispiel der amerikanische Arzt William G. Peterson mit Honig nahezu 90 Prozent der von ihm behandelten Heuschnupfenerkrankungen und Allergien bessert, wenn nicht heilt. Es muß nur Honig aus der unmittelbaren Umgebung des Allergikers sein – ein homöopathisches Heilprinzip, über das im entsprechenden Abschnitt mehr gesagt werden soll.

Im menschlichen Magen wirkt Honig vor allem stabilisierend auf den Säurehaushalt. Eppinger verwendete ihn in Form von Rollkuren bei Magenübersäuerung (nervöse Reizzustände), russische Ärzte berichten von ähnlichen Wirkungen. Koch fand, daß Honig die Verdauungstätigkeit anregt und somit ein geeignetes Mittel für Menschen mit überwiegend sitzender Tätigkeit und Neigung zu Darmträgheit ist. Genaue Untersuchungen haben auch ergeben, daß die wertvollen Bienenfermente des Honigs durch die Verdauungsfermente nicht zerstört werden. Mit zunehmendem Alter nimmt die Verdauungsleistung ab; ältere Menschen klagen oft über Blähungen und Verdauungsstörungen. Läßt man den von den schwach gewor-

denen oder gar nicht mehr vorhandenen Enzymen nicht auf-
schließbaren Rohrzucker weg und ersetzt man ihn durch
Honig, hören die Beschwerden mitunter schlagartig auf
[Baumgärtel, zitiert nach 133; 164].

Honig für die Leber

Büdingen wies 1925 in seiner bahnbrechenden Arbeit nach,
daß die Leber, die wichtigste »chemische Fabrik« des Körpers,
ihrer Hauptfunktion, der Entgiftung, nur nachkommen kann,
wenn ihr genügend Glucose zur Verfügung gestellt wird (wir
hatten schon gehört, daß die Entgiftungswirkung des Honigs
griechischen und römischen Ärzten bekannt war). Dement-
sprechend ist Glucose in ihrer natürlichsten Form, nämlich
Honig, angezeigt bei allen Arten von Vergiftungen. Das wird
selbstverständlich nie das Einschreiten eines Arztes verhindern
oder, wie etwa bei einer Knollenblätterpilzvergiftung, den
Aufenthalt in einem Spital ersetzen – aber mit Honig hat man
im Akutfalle nie etwas Schlechtes und im chronischen Fall
vielleicht sehr viel zu schnellen Entgiftung getan.

Eine sehr gute Indikation ist zum Beispiel die Entgiftung
nach Narkosen. Auch Schwerkranke werden mit Honig niemals Verdauungsprobleme haben. Was nach Narkosen in
erster Linie entgiftet werden muß, ist die Leber. Wenn man an
die notorische Sauerstoffunterversorgung Bettlägeriger denkt,
leuchtet ein, daß alles zur Hyperämisierung und zur Funktions-
steigerung der Leber getan werden sollte. Mangelnde Flexibili-
tät von Spitälern und Pflegepersonal ist kein Entschuldigungs-
grund.

Auch für die Entfernung von Eigengiften aus dem Organismus ist Honig geeignet. Die gefürchtete Hyperemesis gravi-

darum, das heftige Schwangerschaftserbrechen, belastet den Stoffwechsel von Mutter und Kind durch fortschreitende Vergiftung mit Stoffwechselprodukten (Azidose, Ketonurie). Honig wird oft noch vertragen, wenn sonst alles erbrochen wird. Und wenn auch das nicht mehr möglich ist, kann getrost zu einem Honigklistier gegriffen werden: der Dickdarm resorbiert bereitwillig, wenn Magen und Dünndarm streiken. Im übrigen hat die rektale Applikation den Vorteil, daß sie im Pfortaderbereich wirksam ist und damit in unmittelbarer Nähe der Leber. Grippe (auch verschleppte Infektionen), chronische Metallvergiftungen (Blei, Kadmium), Cholera, Ruhr und nahezu alle Typhus- und Paratyphuserkrankungen, etwa Salmonellose, sind (neben konservativer ärztlicher Therapie) weitere Anwendungsmöglichkeiten.

Der Münchner Arzt Baumgärtel befaßte sich in den vierziger Jahren mit der Gelbsucht. Er kam drauf, daß die laxative, harntreibende und entgiftende Wirkung des Honigs auch bei Gallenerkrankungen voll zur Entfaltung kommt. Da er entzündungshemmende Stoffe enthält, rät Baumgärtel auch bei Gelbsucht (Ikterus) zu Honig.

Und damit sind wir mitten in einem wichtigen Thema, denn Leberentzündung (Hepatitis) ist seither zu einer Volkskrankheit geworden. Man könnte sie ruhig Ärzte- oder Spitalkrankheit nennen, denn die meisten Hepatitiskranken bekommen die Infektion heutzutage in Krankenhäusern. Entweder durch unsauberes Infusions- und Injektionsmaterial oder bei Blut- oder Serumübertragungen wird der Patient infiziert. Mit schweren Medikamenten versucht man dann, die Hepatitisinfektion zu bekämpfen. Nähme man ständig Honig dazu, könnte die Leber ihre Selbstheilkraft verstärken.

Da Honig kein Rohrzucker ist und nicht nur auf die Leber, sondern auch auf Niere, Blase und Bauchspeicheldrüse gut wirkt, kann er – mit Vorbehalt! – auch Diabetikern empfohlen werden. Selbstverständlich sollte sich der Zuckerkranke dabei mit seinem Arzt beraten; die in Europa übliche Furcht vor Honig bei Diabetes (vor allem bei Altersdiabetes) scheint neueren amerikanischen Untersuchungen zufolge unbegründet. Vorsichtiges Probieren und Hineinhorchen in den eigenen Körper geht über Studieren. Die richtige »Einstellung« des Diabetikers sollte jedoch Sache eines erfahrenen Arztes oder einer Spezialklinik bleiben.

In der Antike und im Mittelalter wurde Honig häufig bei Umschlägen und für Wunden verwendet. Ist das heute noch, im Zeitalter der Schnellverbände, der bakteriziden Puder und der Sprühpflaster, empfehlenswert?

Edmund Herold, der fleißige deutsche Pfarrer, der wie kaum jemand vor ihm Zeugnisse über Behandlungserfolge mit Honig gesammelt hat, berichtet auch über eigene Erfahrungen: »Ich hatte mir den Daumen bis in den halben Nagel hinein angesägt. Statt Jod habe ich Honig aufgelegt und verbunden. Kein Schmerz, keine Entzündung, keine Eiterung, störungslose Heilung« [55; 113].

Andere (Lücke, Gundel, Blattner) haben Abszesse mit Kamillensalbe, Borsalbe und Honig behandelt (Tierversuch an Mäusen, die mit Staphylokokken infiziert wurden). Dabei schnitt Honig am besten ab. Gewiß, Tierversuche sind immer problematisch. Aber man hat die Heilwirkung an Menschen ausprobiert. Schlecht heilende, großflächige Wunden wurden mit einer Kombination von Honig und Lebertran behandelt – mit dem Ergebnis, daß Heilung einsetzte. Honig, so fand man, regt die Blut- und Lymphbildung an, so daß es zu einem geglückten Synergismus zwischen körpereigener (stimulierter) Abwehr und den bakterienfeindlichen Stoffen des Honigs kommt. Der Invertzucker des Honigs hat eine die Zellosmose fördernde Wirkung, durch die Giftstoffe beschleunigt aus den Zellen entfernt werden.

Bei Schürfwunden und Rißquetschwunden wird empfohlen, keinen Verband sondern nur Honig aufzulegen und diesen an der Luft trocken zu lassen. Es bildet sich eine lackähnliche Schicht, die die Wunde gut schützt. Gleiches wird für Verbrennungen, Eiterungen, Abszesse, Karbunkel und Furunkel angegeben, auch bei Abszessen im Gehörgang und in der Nase.

Vor allem in der Sowjetunion, in Bulgarien, Rumänien und Polen hat man sich mit Honig- und Propolispflastern bei Brandwunden eingehend beschäftigt. Es werden durchwegs Erfolge berichtet (im Kapitel »Propolis« mehr darüber).

Eine Honig-Homöopathie

Honig als Lösungsmittel und die Inhaltsstoffe als Wirkstoffe – wäre das nicht in Anlehnung an Samuel Hahnemann ein weiteres Heilmodell? So wie der Homöopath durch Aufnahme des Urprinzips in Alkohol oder Milchzucker dieses durch weiteres Verschütteln und Verreiben in seiner Wirkung erst richtig entfaltet, genauso könnte man sich denken, daß durch das Aufnehmen in Honig, durch die mehrmalige Umlagerung und Fermentierung seitens der Biene ein pflanzlicher Wirkstoff im Honig seine Heilkraft entwickelt.

Unschwer läßt sich erkennen, daß dieser Wirkstoff nur der Pollen sein kann – wenn man von gewissen Mikroorganismen (Bakterien, Pilze, Pilzsporen) absieht, die der Mensch als (gutartige) Endobionten braucht (Enderlein, Seeger) und die häufig auch im Honig gefunden werden.

Was der Pollen ist und wie er biochemisch zerlegt werden kann, wird im Kapitel »Pollen« beschrieben. Hier interessiert zunächst nur, daß Pollen das männliche Prinzip der Pflanze und eine Art Panazee (Allheilmittel) ist: Er enthält nahezu alle essentiellen Aminosäuren, dazu Vitamine, Fette und (wenig) Zucker. Man kann sich monatelang nur von Pollen ernähren ohne Mangelerscheinungen befürchten zu müssen. Zudem ist Pollen der Träger der Erbinformation. Das heißt: In der Desoxyribonukleinsäure (DNS) seiner Zellkerne sind alle Informationen gespeichert, die zur Reproduktion und Erhaltung von Art und Individuum notwendig sind. Das Ganze ist ästhetisch und sehr stabil verpackt. Pollen ist von eigens konstruierten Schutzhüllen (Exine) umgeben, die die Gene auch gegenüber harten Einflüssen von außen (Strahlung, Temperatur, Umweltgifte) schützen. Dieser Schutz ist hochwirksam: Man hat Pollen aus dem Hethiter- und Assyrer-Reich Tausende von Jahren nach seiner Konservierung (in Honig!) als voll wirksam (keimfähig) gefunden.

Man kann sagen: Das Pflanzenprinzip, zum Beispiel das Prinzip »Löwenzahn«, ist vollständig im Löwenzahnpollen vorhanden und konzentriert. Das Löwenzahnprinzip wird in der Naturheilkunde als gesamte Pflanze (Radix Taraxaci cum herba) angewendet; in der Homöopathie wird der Preßsaft der gesamten Pflanze in Alkohol aufgenommen (Urtinktur) und mit Alkohol bis zur gewünschten Potenz verschüttelt: jeweils ein Tropfen mit zehn Tropfen fünfundsechzigprozentigem Alkohol gemischt und hundert- bis zweihundertmal geschüttelt. Dann wird von dieser Lösung, die man als Potenz D 1 (D = decem = zehn, weil 1:10 verdünnt wurde) bezeichnet, wieder ein Tropfen mit zehn Tropfen reinem Lösungsmittel verschüttelt: Potenz D 2. Das Schütteln (es geschieht in fast allen homöopathischen Apotheken derzeit leider mechanisch; Hahnemann und seine Schüler legten Wert auf Handverschüttelung) bedeutet Zufuhr mechanischer Energie. Diese gehört wesensmäßig zur homöopathischen Arznei. Medizin im homöopathischen Sinne ist das durch richtiges Verschütteln freigesetzte Arzneiprinzip eines Stoffes. Das kann eine Pflanze, ein Stein, ein Tier – aber auch eine Nosode (Schadstoff, beispielsweise eine Krebszelle) oder – in übertragenem Sinne – ein Mensch sein. Bei der Geistheilung etwa wirkt der Geist des Heilers als »Potenzierungsmittel« für die schlechte Schwingung des Kranken; er setzt sie um und gibt sie dem Kranken potenziert zurück, wie der geniale Homöopath Herbert Fritsche [44] nachgewiesen hat.

Daß Ähnliches mit dem Pollen im Honig passiert, ist zu vermuten. Der Pollengehalt des Honigs wird von vielen Autoren entweder überhaupt nicht erwähnt oder als unbedeutend abgetan. Für den Heilkünstler (»Kunst kommt von Können und nicht von Wollen, sonst hieße sie Wulst«, formulierte sehr einprägsam Nietzsche) ist aber gerade das kleinste, unscheinbarste, verdünnteste, spurenhafte Prinzip wichtig.

Nun kann eingewendet werden, in vielen Honigarten habe man es mit Pollengemengen zu tun. Wo soll hier die reine Wirkkraft einer einzigen Pflanze zur Geltung kommen? Überlagern einander hier nicht die verschiedenen Pflanzenschwingungen?

Der Einwand ist grundsätzlich richtig. In einem Honig, der gleichzeitig Pollen von Myosotis (Vergißmeinnicht), Melilotus (Steinklee), Zea Mays (Mais) und Ranunculus (Hahnenfuß) enthält, sind alle vier genannten Pflanzenprinzipien wirksam. Für die Benennung der Honige hat sich das Leitpollenprinzip durchgesetzt. Mehr als 45 Prozent einer Pollenart werden »Leitpollen« genannt – ein solcher Honig darf sich mit Recht etwa »Vergißmeinnichthonig« nennen, wenn er die entsprechende Menge Myosotis-Pollen enthält. Bei Konzentrationen von 16 bis 45 Prozent von der Pollengesamtmenge spricht

man von Begleitpollen, bei weniger als 16 Prozent von Einzel-
pollen.

Der Pollengehalt der Honige ist indes sehr unterschiedlich.
Vergißmeinnichthonige enthalten sehr viel Pollen, Lindenho-
nige dagegen wenige, was nicht heißt, daß das Prinzip der
Pflanze in dem Honig nicht enthalten wäre. Denn die Biene,
die die Linde befliegt, nimmt ja von der Blüte mit dem Nektar,
den Enzymen und den Duftstoffen auch das Pflanzenprinzip
mit, es muß nicht unbedingt der Pollen sein. Man wird hierbei –
besonders bei der Linde – an die Homöopathie des englischen
Arztes Dr. Edward Bach erinnert, der eine Methode erfand,
um das Heilprinzip von Blüten mit Hilfe des Sonnenlichtes in
Quellwasser einzufangen und zu potenzieren, ohne dabei die
Pflanze zu zerstören, was in der Homöopathie und in der
Spagirik geschieht [10].

Was die Honige können

Sehr geschätzt sind die *Honigtauhonige* (Waldhonige), die in
Österreich etwa 80 Prozent der Produktion ausmachen. Roh-
stofflieferanten sind Koniferen, zumeist Tannen oder Fichten.
Sie sind reich an Harzen und ätherischen Ölen (Beta- und
Gammapinen, Phellandren, Anisidin, Ketoaldehyden, Alkohole, Ester, Terpene) und kommen daher bei allen Erkrankungen der Atemwege (Bronchialkatarrhe, aber auch zur unter-
stützenden Behandlung von Lungentuberkulose und Lungen-
entzündung geeignet), des Urogenitalsystems (Cystitis, Ure-
thritis, Prostatitis) und als Harntreibemittel in Betracht. Gute
Wirkung bei Nierensand und Nierensteinen wird berichtet.
Ähnlich Latschenkieferprodukten (Badesalzen) und Ölauszü-
gen aus Koniferen (Latschen-, Tannenöl), ist eine regulierende

Wirkung auch bei Problemen des Pfortaderkreislaufes (Hämorrhoiden, Pfortaderstauungen, Neigung zu Venenthrombosen) zu erwarten.

Blütenmischhonige haben eine sehr gute Wirkung auf Allergiker (Asthma bronchiale, Heuschnupfen), wenn sie aus der Umgebung des Erkrankten stammen. Der amerikanische Arzt Dr. William G. Peterson hat von 22000 Patienten etwa 20000 geheilt oder gebessert, indem er ihnen gegen ihre allergischen Beschwerden Honig zu essen gab, der in einem Umkreis von etwa zehn Kilometer am Wohnsitz des Patienten geerntet werden mußte. Kritiker haben angemerkt, daß bei der typisch nordamerikanischen Monokultur dieses Umgebungsprinzip wohl nicht unbedingt konsequent anzuwenden sein müsse. Das Prinzip basiert darauf, daß die in geringer Menge im Honig vorkommenden allergenen Substanzen aufgrund ihrer Potenzierung durch den Honig die körpereigenen Abwehrkräfte anregen und nicht, wie die konzentrierten Pollen, überwältigen. Peterson beginnt mit täglich morgens einem Teelöffel Honig; die Dosis wird bis zu zehn Teelöffeln gesteigert. Wichtig ist dabei, daß der Honig immer naturbelassen sein muß. In Europa ist das selbstverständlich; nur die vor Bakterien überängstlichen Amerikaner »sterilisieren« den Honig und treiben ihn durch Filter, womit sie ihm seine Heilkraft nehmen.

Nun zu Spezialhonigen. Wo eine Pflanzenart dominiert, orientiert man sich prinzipiell am naturheilkundlich-grobstofflichen Wirkungsbild der entsprechenden Pflanze oder, noch besser, am homöopathischen Arzneimittelbild. Hier müssen, um den Rahmen nicht zu sprengen, kurze Hinweise genügen; Interessierte seien an die phytotherapeutische oder homöopathische Spezialliteratur verwiesen.

Lindenhonig: Hellgelb, mit intensivem Geruch nach Farnesol und Terpenen, wirkt er nervenberuhigend und antiseptisch, vor allem bei fiebrigen Erkrankungen (Weiterpotenzierung des Lindeprinzips kann zum Beispiel dadurch erfolgen, daß man ein Löffelchen voll in Lindenblütentee auflöst), bei Nervosität, Unruhe, Schlaflosigkeit. Eventuell kann man diese Heilbehandlung (nach Maurice Mésségué) mit einem Lindenblüten-Vollbad kurz vor dem Schlafengehen kombinieren. Gute Wirkung wird auch bei Bronchitis und Husten erzielt. Übrigens: Man kann auch Honigumschläge auf die Brust machen.

Melissenhonig: Diese eher seltene Spezies besticht durch den Gehalt an Zitronellol und Geraniol. Die genannten Stoffe wirken krampflösend und nervenberuhigend, insbesondere bei sogenannten Wurzelschmerzen.

Kleehonig enthält Flavone, Flavonoide, Terpene, Phenole, Cumarine. Er ist ideal bei Harnverhaltung, schleim- und krampflösend, auch bei Durchfällen zu verwenden. Manche Länder mit ausgeprägten Monokulturen gewinnen noch Spezialkleehonige, in denen etwa Melilotus (Steinklee) oder Hedysarum obscurum (Süßklee, französisch sainfoin) klar als Leitpollen zutagetreten. »Miel de sainfoin« ist in Frankreich ein hochgeschätztes Spezialprodukt aus der Region von Gâtinais – ohne klare heilerische Indikation. Man ißt ihn löffelweise als Nachtisch wegen seines hervorragenden Aromas ohne irgendwelche Zusätze.

Akazienhonig dagegen ist in Deutschland, Österreich und in der Schweiz weit verbreitet. Er sollte korrekt »Robinienhonig« heißen, da die Trachtpflanze Robinia pseudoacacia ist. Der Honig enthält wie die Blüten der Pflanze das Flavonglucosid Akazin, ein ätherisches Öl, das für den charakteristischen Geruch verantwortlich ist. Mit Maßen wird er Diabetikern empfohlen. Man wendet ihn hauptsächlich gegen Husten und bei Erkältungskrankheiten an. Er wird, wie die Pflanze selbst, auch zur Blutreinigung und bei Verdauungsschwierigkeiten infolge Übersäuerung des Magens empfohlen.

Pfefferminzhonig: Minze ist reich an ätherischen Ölen (Pinen, Phellandren, Limonen, Cadinen) und enthält weiterhin Thymol, Carvacrol, Amylakohol und Aldehyde. Reiner Pfefferminzhonig ist nur in der Umgebung von Minzenkulturen zu erwarten; demgemäß ist dieses Produkt selten. Es wirkt verdauungsfördernd, löst Blähungen, Koliken und Darmkrämpfe, fördert Gallenfluß und Urinausscheidung und wirkt schmerzstillend. Pfefferminzhonig ist ein Tonikum auch bei schwachem Magen, Magenentzündung (Gastritis) und vegetativen Störungen.

Weißdornhonig ist selten. Wie die seit Jahrtausenden bekannte Heilpflanze Crataegus oxyacantha ist er herzwirksam (bereits über die Zungenschleimhaut!), vor allem bei Herzschwäche nach Infektionen, nach Herzinfarkten, Kreislaufschwächen (Hyper- und Hypotonie), bei unregelmäßigem Puls, Extrasystolen, Tachykardie, Angina pectoris. Selbstverständlich ersetzt Weißdorn als mildes Herzmittel nie eine vollständige Behandlung durch den Arzt in schweren Fällen. Crataegus in dieser Form verträgt sich indes mit allen Formen medizinischer Herzbehandlung, auch mit Digitalis und Strophantin. »Dieses ›Herztonikum‹ entfaltet seine Heilkräfte sehr zuverlässig, wenn es ununterbrochen und regelmäßig über Monate, ja sogar Jahre eingenommen wird«, schreibt der bekannte Schweizer Mediziner Dr. Martin Furlenmeier [46; 72]. Auf den Honig bezogen bedeutet das: Morgens und abends einen Teelöffel voll, also wenig, aber regelmäßig!

Heidekraut-(Erika-)honig wird, wie die Heilpflanze Calluna vulgaris, gegen Nieren-, Blasen- und Prostatabeschwerden angewendet. Man kann den Honig auch äußerlich auflegen. Ein eigenartiger, eher bitterer Geschmack ist ihm eigen.

Thymianhonig ist fast ausschließlich ein Produkt mediterraner Länder. Wir erinnern uns: Aristoteles (384–322 v. Chr.) hielt den Honig von Hymettos für den besten. Tatsächlich ist in diesem Honig wie auch in anderen südlicher Länder die Kraft der Sonne spürbar. Der Gehalt an Wirkstoffen hängt von der Sonneneinstrahlung ab. Er ist ein vorzügliches Wurmmittel, fördert die Verdauung, wirkt antiseptisch bei Infektionen des Magen-, Darm- und Urogenitaltraktes, hilft gegen Blähungen und Lungenkrankheiten (grippale Infekte, Bronchitiden).

Quendelhonig, wie er in verschiedenen Regionen Frankreichs produziert wird, hat nahezu dieselben Indikationen wie der Thymianhonig. Zusätzlich verwendet man ihn gegen Husten und Gastritis.

Buchweizenhonig (Fagopyrum esculentum Moench) ist, wenn auch nicht rein, in Mitteleuropa weit verbreitet. Als Kräftigungsmittel bei Erschöpfungszuständen, als Mittel gegen Wachstumsschmerzen der Kinder, bei nervösen Zuständen und bei Brüchen (lokal und intern) wirkt er ebenso zuverlässig wie zur Förderung der Kallusbildung.

Lavendelhonig ist ein bekanntes Produkt der Provence. Der Geschmack kann manchmal leicht bitter sein – das ist ein Zeichen für Echtheit. Die Bauern der Provence haben zumeist ein Glas davon in Reichweite, weil man damit offene Wunden, Insektenstiche, aber auch Hundebisse und Schürfungen bestreicht. Lavendel wirkt antiseptisch, der Honig granulationsfördernd. Ebenso gern wird er bei Infektionen (Grippe), bei Bronchial- und Lungenbeschwerden, bei Kopfschmerz (lokale Auflage!), Schlaflosigkeit, Nierenbeschwerden und Wurmkrankheiten verwendet.

Rosmarinhonig nahezu gleicher Provenienz – wird als Mittel bei Leberbeschwerden (Hepatitis, Zirrhose, Gelbsucht) geschätzt. Er gilt in seiner Heimat als Potenz- und Kräftigungsmittel und wird auch viel gegen Verdauungsbeschwerden (Flatulenz, Colitis, Gastritis) verwendet.

Eukalyptushonig kommt meist aus Afrika oder Spanien. Wie die Pflanze selbst ist sein Hauptanwendungsbereich der Hals-, Nasen- und Rachenraum, die Bronchien und der Magen- und Darmtrakt. Die ätherischen Öle haben jedoch auch beachtliche Tiefenwirkung, so daß sich Eukalyptushonig sehr gut zur Behandlung tiefsitzender Infektionen (Niere, Harnleiter, Blase, Ovarien, Prostata, Bauchspeicheldrüse) eignet. Spanische Naturheiler verwenden ihn als Wurmmittel, sowohl bei Bandwurm als auch bei Oxyuren (bei Kindern).

Orangenhonig kommt ebenfalls aus Afrika oder Spanien und ist ein Beruhigungs- und Krampflösemittel. Manche Migränen sprechen überraschend gut auf dieses Heilmittel an. Orangenhonig hilft auch Schlafgestörten, Neurasthenikern, Übernervösen und manchmal auch lernschwachen Kindern.

Kastanienhonig, das Produkt, das Bienen von Kastanienbäumen einbringen (nicht zu verwechseln mit dem Kastanienhonig, der durch Einlegen von Edelkastanien in Honig hergestellt wird), wirkt im allgemeinen blutreinigend, bekämpft die Neigung zu Thrombosen, Thrombophlebitis und Krampfadern und wirkt auch hervorragend gegen Anämie (Blutarmut). Gegen Erschöpfung und Schwächezustände wird er ebenso empfohlen wie gegen Magersucht und Appetitlosigkeit.

Abschließend muß hinzugefügt werden, daß der Honig sehr wohl auch ein potentes Heilmittel im Rahmen der Aromatherapie sein könnte. Seine Geruchs- und Geschmacksstoffe haben ihn seit alters her zu einem Vehikel von Heilmitteln gemacht, deren Bitterkeit man durch Süßigkeit zu überdecken versuchte. Es darf vermutet werden, daß es dabei auch um die Entwicklung der Heilkraft des Bitteren und um die Geruchstoffe ging, die im Honig enthalten sind.

Und noch ein Satz des alten Bienenforschers Enoch Zander: »Wer Honig aus gesundheitlichen Gründen anwenden will, denke daran: Erhalte ihn, wie die Biene ihn gab.«

Pollen – Schlüssel zur Fruchtbarkeit

Pollen ist eine Welt für sich.

Von der größten Art gehen 14000 auf ein Gramm, aber es gibt viel, viel kleinere Pollenkörner, von denen beispielsweise erst 300000 ein Gramm ausmachen.

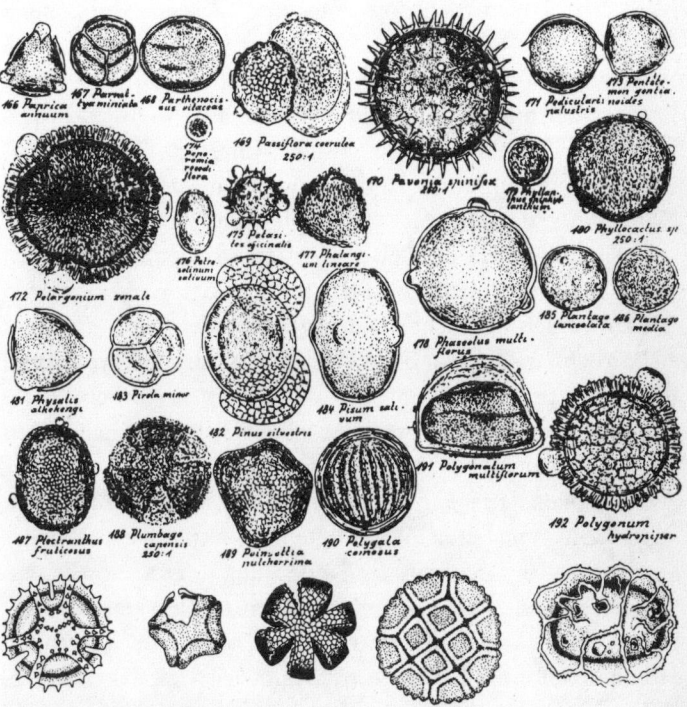

Verschiedene Pollenformen.

Trotzdem (oder gerade deswegen) ist Pollen – Heuschnup-
fenkranke wissen davon ein Lied zu singen – nahezu allgegen-
wärtig. Wiesen und Wälder des gebirgigen Österreich produzieren mehrere hunderttausend Tonnen jährlich. Gewiß, einen
Teil sammeln die Bienen, fressen ihn wohl auch: Die Jahres-
sammelleistung eines Volkes liegt zwischen 30 und 60 Kilogramm. Etwa 400 000 Bienenvölker (betreut von 30 000
Imkern) gibt es in Österreich. Legen wir eine Supersammellei-
stung zugrunde, kommen wir auf 24 000 Tonnen nutzbar
gemachten Pollen. Noch immer bleiben Tausende von Tonnen
übrig.

Wissenschaftler haben herausgefunden, daß weltweit für 90
Prozent der allergischen Heuschnupfenfälle Ragweed-Pollen
(deutsch: Traubenkraut; lateinisch: Ambrosia ssp.; österrei-
chisch: Beifußblättrige Ambrosie) verantwortlich zeichnen.
Nützt Ihnen das, verehrter Schnupfenkamerad?

Pollen, um in der Diktion der Wissenschaftler zu bleiben, ist
das männliche Prinzip der Pflanze, der vom Wind oder den
Bienen zu den weiblichen Blüten transportiert wird, um diese
zu befruchten. Das war bereits im alten Assur, in Ägypten und
bei den Hebräern bekannt; die Assyrer hatten jährliche Zeremonien, in denen die Pollen der männlichen Dattelpalme auf
die weiblichen Bäume gestäubt wurden.

Daß Pollen der Biene als Nahrung dient, ist seit der Fernseh-
serie *Biene Maja* bereits Wissensgut der Vierjährigen. Weniger
verbreitet ist die Kenntnis der Entdeckung von Karl von Frisch,
wonach Pollen von speziellen Pollensammelbienen eingebracht wird. Sie transportieren den Pollen in sogenannten
Höschen auf ihren Beinen, wo sie ihn – leicht ist das durchaus
nicht – mit geschickten Bewegungen festreiben. Im Stock
werden die Pollenhöschen von Stockbienen entfernt, wenn sie
nicht in von listigen Imkern erbauten Pollenfallen abgestreift

werden: kleine, sternförmige Fluglöcher, durch die sich die Biene unter Umständen drehend zwängen muß, wobei sie einen Großteil der Pollenhöschen verliert. Der Pollen fällt in eine darunterstehende Falle; diese muß mit einem engmaschigen Netz versehen sein, ansonsten die Bienen den Pollen wieder herausholen würden.

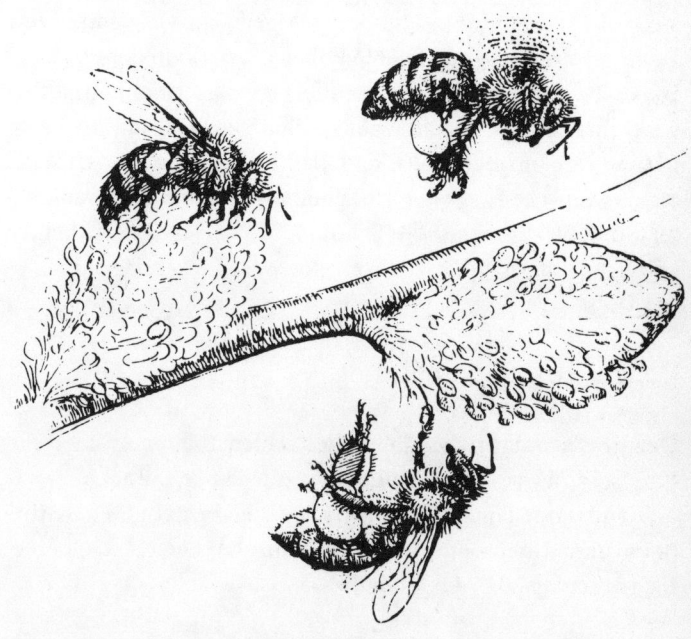

An Weidenkätzchen-Pollen höselnde Bienen (nach Maurizio).

Vor allem in der Zeit der starken Bruttätigkeit des Bienenvolks wird sehr viel Pollen gebraucht, einerseits für die Aufzucht der Larven, andererseits für die Ammenbienen. Man hat sehr bald herausgefunden, daß Pollen für die Produktion von

Gelée royale in den Futtersaftdrüsen der Ammenbienen unabdingbar ist.

Daraufhin untersuchten die Wissenschaftler den Pollen genauer und fanden heraus, daß er ein nahezu vollkommenes Nahrungsmittel ist: Er enthält alles, was nicht nur die Biene, sondern auch der Mensch zum Leben braucht. Vor allem sowjetische Wissenschaftler, unter ihnen der berühmte Tsitsin (auch Zizin), stellten fest, daß unter Hundertjährigen sehr viele Imker und Bauern waren, die regelmäßig Pollen aßen, oft in der Form des Bienenbrots (von Bienen fermentierter – silisierter – und haltbar gemachter Pollen, auch Wabenpollen genannt und in Wachs hermetisch eingedeckelt) und daß der Gesundheitszustand dieser Menschen ganz hervorragend war. Bestimmte Krankheiten, die für uns eine Geißel sind, wie etwa Krebs, kamen entweder überhaupt nicht vor oder waren äußerst selten.

Pollen, eine Supernahrung

Der Verdacht lag nahe, daß Pollen schlechthin eine Supernahrung sein müsse, die alles Lebensnotwendige enthalte.

Eingehende Untersuchungen haben das bestätigt. Hier Analysen einer durchschnittlichen Pollenprobe (nach R. Delperée, *La gazette apicole,* Oktober 1959):

Wasser	4%
Reduzierende Zucker	20%
Nichtreduziernde Zucker	5%
Stärke, Kohlenhydrate	4,5%
Proteine	20%
Freie Aminosäuren	10%
Asche	3%

Die folgende Tabelle verdeutlicht die Aminosäuren:
Anteile der Aminosäuren (in Prozenten der gesamten Trokkenmasse):

Arginin	4,4–5,7%
Histidin	2,0–3,5%
Isoleucin	4,5–5,8%
Leucin	6,7–7,5%
Lysin	5,9–7,9%
Methionin	1,7–2,4%
Phenylalanin	3,7–4,4%
Tryptophan	1,2–1,6%
Valin	5,5–6,0%

Aminosäuren sind die Bausteine der Eiweißstoffe, der Proteine. Sie können vom Körper selbst nicht synthetisiert, sondern müssen ihm zugeführt werden (Eiweißmindestbedarf). Über die Menge gehen die Ansichten jedoch auseinander. In neuester Zeit mehren sich die Stimmen, die kleine Mengen für besser als größere halten [126; 134]: etwa 30 Gramm pro Tag.

Zusätzlich ist zu bedenken, daß größere Proteine die Liquorschranke des Gehirns nicht passieren können. Aminosäuren tun dies und sind daher für den Gehirnstoffwechsel (Merk- und Lernfähigkeit, Reaktionsfähigkeit) sehr wichtig.

In Pollen hat man bis zu 20 der 22 bekannten Aminosäuren gefunden, insbesondere Alanin, Arginin, Asparaginsäure, Cystin, Glutaminsäure, Glycin, Histidin, Hydroxyprolin, Leucin, Isoleucin, Lysin, Methionin, Phenylalanin, Tryptophan, Prolin, Serin, Threonin, Valin und die eher seltene α-Amino-Buttersäure.

Die folgende Tabelle soll die Effizienz der Aminosäurenversorgung des Menschen durch Pollen illustrieren (Aminosäuregehalt in Prozenten):

| Aminosäure | Nahrungsmittel | | | Pollen (Durch-schnitt) | Tages-bedarf des Menschen (Durchschnitt) |
	Rind-fleisch	Ei	Käse		
Isoleucin	0,93	0,85	1,74	4,5	2,7
Leucin	1,28	1,17	2,83	6,7	4,0
Lysin	1,45	0,93	2,34	5,7	3,0
Methionin	0,42	0,39	0,80	1,8	2,1
Phenylalanin	0,66	0,69	1,43	3,9	4,2
Threonin	0,81	0,67	1,38	4,0	2,0
Tryptophan	0,20	0,20	0,34	1,3	0,5
Valin	0,91	0,90	2,00	5,7	3,0

Eine einfache Rechnung ergibt, daß 100 Gramm Pollen so viele Aminosäuren enthalten wie ein halbes Kilogramm Rindfleisch oder sieben Eier. Mithin genügen 30 Gramm Pollen, um den Eiweißtagesbedarf eines erwachsenen Menschen zu sichern – das sind zwei glattgestrichene Teelöffel.

Pollen ist aber auch reich an Mineralstoffen und Spurenelementen, wie die nachstehende Tabelle zeigt (in Prozenten auf Asche bezogen):

Kalium	20–45
Magnesium	1–12
Kalzium	1–15
Kupfer	0,05–0,08
Eisen	0,01–0,3
Silizium	2–10
Phosphor	1–20
Schwefel	1
Chlor	0,08
Mangan	1,4

In Zeiten des Natriumüberschusses und Kaliummangels sind Pollen sicher eine zu empfehlende Zukost.

Pollen enthält weiter Vitamine – nahezu alle, die der Mensch braucht. 100 Gramm durchschnittlicher Pollen enthalten bis zu 1 Gramm Vitamin A (Axerophthol), welches für die Funktion der Augen unerläßlich ist, Vitamin D, Vitamin E, Vitamin B_1 und B_2, Niacin, Pantothensäure, Folsäure, Vitamin B_6 und B_{12}, Vitamin H und bis zu 0,8 Gramm Vitamin C. Vitamin P, von dem nicht feststeht, ob es zu den lebensnotwendigen Stoffen gehört (es verhindert Kapillarblutungen), ist zum Beispiel in Buchweizenpollen zu 0,017 Prozent enthalten.

Je nach Art enthält Pollen zwischen einem und 20 Prozent Fette. Es handelt sich hier um Pflanzenfette, die den menschlichen Organismus wenig belasten. Rund 50 Prozent davon sind die ungesättigten Fettsäuren Linolsäure, Linolensäure und Arachidonsäure. Obwohl sie mengenmäßig eine untergeordnete Rolle spielen, wirken nach den Forschungen der deutschen Biochemikerin Dr. Johanna Budwig ungesättigte Fettsäuren auch in geringer Menge als Katalysatoren, sind also gehärteten Fetten (Margarine) und tierischen Fetten (Schweineschmalz) immer vorzuziehen.

Weiterhin enthält Pollen Zucker, Wachstumsstoffe und zahlreiche Enzyme (darunter Cozymase, Diaphorase und Cytochromoxydase) sowie Antibiotika und Hormone.

Hier kann getrost ein Strich gezogen werden, unter dem als Resümee übrigbleibt: Wer sich auch über Monate ausschließlich von Pollen ernährt, wird niemals Mangelerscheinungen haben – Pollen ist die Vollwertnahrung schlechthin. (Einzig der Mangel an Ballaststoffen wie Zellulose wird vermutlich zu einer Trägheit des Darms und damit zu Stuhlverstopfung führen.) Pollen ist nicht nur eine Welt für sich, sondern subtilster Ausdruck pflanzlicher Harmonie. Daß die Biene das

»erkannt« hat, sich von Pollen ernährt, ihn in hydrolisierter Form als Gelée royale ihren Larven und ihrer Königin gibt – spricht das nicht für den Instinkt der Biene?

Pollen ist damit auch ein gutes Argument für das von der Naturheilkunde immer vertretene weite Wirkstoffspektrum. Glücklicherweise haben sich bereits auch schon viele Schulmediziner zu der Auffassung durchgerungen, daß es in den seltensten Fällen klug ist, den von ehrgeizigen Chemikern eingeschlagenen Weg der Wirkstoffisolation auch in der Humanmedizin zu begehen. Natürlich vorkommende Wirkstoffkombinationen greifen im kranken Organismus zumeist besser an als der isolierte Reinstoff. So etwa führt der als Opium bekannte Mohndicksaft zu wesentlich geringeren Neben- und Suchterscheinungen als das daraus isolierte Morphin. Morphin ist eine einzige Substanz, Opium dagegen ein Gemisch aus mindestens zwanzig Alkaloiden und weiteren Naturstoffen geringerer Wirkung.

Pollen für den Darm

Seit Tsitsins Veröffentlichung über die Jungbrunnenwirkung des Pollens (1964) hat ein wahrer Run auf Pollen eingesetzt. Renommierte Firmen (Melbrosin International, Aargard, Ernst Hagen) haben Dutzende von Studien in Auftrag gegeben, um über die Wirksamkeit von Pollen Detailinformationen zu erhalten. Zur Zeit der Fertigstellung dieses Werkes war die Literatur dazu nahezu unübersehbar. Im Folgenden einige Erfahrungen mit reinen Pollenpräparaten.

Der französische Forscher Professor Dr. Remy Chauvin, der ähnlich wie Frisch sein Leben den Bienen gewidmet hat, wies bereits 1953 nach, daß Pollen die Verdauungstätigkeit regelt.

Es wurden nicht nur hartnäckige Fälle von Diarrhoe, sondern – wie zu erwarten – umgekehrt auch Stuhlverstopfungen geheilt. Pollen hatte auf ungünstig veränderte Darmfloren eine verbessernde Wirkung. Das zeigte sich auch bei Flatulenz, Dyspepsien und Blähungen; die Beschwerden verschwanden unter Umständen schon nach wenigen Tagen Pollenanwendung.

Alain Caillas hat in seinem Pollenbuch *Le Pollen, sa récolte et ses usages* (1959) des weiteren Appetitförderung, bessere Nahrungsverwertung und verbesserte Gehirndurchblutung angeführt. Zur speziellen Prostatabehandlung kommen wir noch.

Der Schweizer Arzt Dr. Josef Gürtler [49] hat in seiner Studie die hervorragende Wirkung des Pollenpräparates Apisflor bei Appetitlosigkeit, Untergewicht und Schwächezuständen nachgewiesen. 50 Patienten bekamen täglich drei Kapseln zu 0,5 Gramm Reinpollen. Von 27 Patienten mit schwerer kavernöser Lungentuberkulose erfuhren bereits im ersten Monat 24 eine Besserung. Am Ende des dritten Monats wurde (vorheriges Untergewicht – 8,9 Kilogramm) eine durchschnittliche Gewichtszunahme von 4,3 Kilogramm registriert. Nur bei drei Patienten hatte die Pollenkur keinen Erfolg. Von zehn Rekonvaleszenten (ohne Tbc) sprachen alle (durchschnittliche Gewichtszunahme 7,2 Kilogramm) auf die Pollendiät an.

Gab es Unverträglichkeitserscheinungen? Gürtler kommentiert: »Vier Patienten mußten wegen Magenbeschwerden, ein Patient wegen allergischen Ekzems aussetzen.« Das kommt – gerade bei Pollen – bisweilen vor. Die einzige Abhilfe heißt dann: absetzen.

Gürtler führt abschließend aus: »Obwohl wir das Gefühl hatten, daß eine Tagesdosis von 1,5 Gramm Apisflor sicher als zu tief bezeichnet werden muß, wollten wir gerade unter schwierigen Bedingungen ein Bild von den Ergebnissen bekommen... man darf sagen, daß dieses Ergebnis sehr befriedigend erscheint, als gerade nur solche Patienten mit kavernöser Lungentuberkulose ausgewählt wurden, welche bei Verabreichung von Anabolica, Tonica und Appetittropfen (Tinct. amara und andere) nicht zugenommen hatten« [49; 281].

Der praktische Arzt Dr. Siegmund Schmidt (»Naturheilverfahren« ist auf seinem Praxisschild eigens angekündigt) berichtet über 101 verschiedene Patienten, die er mit Pollen behandelte. Die nachstehende Tabelle gibt über Indikationen und Erfolge Auskunft:

Zahl der Erkrankten	Krankheit	Heilung	Besserung	unbeeinflußt
40	Zerebralsklerosen			
	Alterskrankheiten	10	22	8
20	Leberschäden	4	16	–
4	Patienten mit Intoxikationen	4	–	–
20	Prostataadenom	–	15	5
5	Durchblutungsstörungen			
	(Raynaud)	3	2	–
8	schulmüde, geistig träge			
	Schulkinder	5	3	–
4	Strahlenschäden nach			
	Kobaltbestrahlungen	4	–	–

Über Strahlenschäden wird noch in einem späteren Kapitel berichtet. Schmidt vermeldet Erfolge mit Pollen als »Psychostatikum im Sinne eines Wohlbefindens ... ich konnte durch Pollen Schlafstörungen, Schulmüdigkeit, Mangelkrankheiten, hormonale Fehlregulationen sowie Haarausfall beseitigen und

Zerebralsklerosen und apoplektischen Insulten vorbeugen...
durch den Gehalt an Tryptophan wirkt Pollen auch gegen
Haarausfall und anregend auf geistige Leistungen, ohne aufzu-
putschen. In meiner Praxis konnte ich bei fünf von acht
schulmüden und geistig trägen Kindern mit Pollen nach zwölf
Wochen alle Beschwerden beseitigen. Bei drei Schülern besserte sich ihr Zustand. Die geistige Leistung zeigte sich in den
Schulzeugnissen. Vor der Behandlung waren die Noten 4–5,
nach der Behandlung wurden sie 2–3. Die strapazierten Eltern
waren hier mit den Kindern die Glücklichsten. (Wirkungen der
Glutaminsäure, Rutin usw.) Außerdem konnte von vierzig
Zerebralsklerosen mit starker Erhöhung des Cholesterinwer-
tes bei zehn Patienten im Laufe von drei Monaten mit Pollen
die Gedächtnisstörungen und Konzentrationsschwäche völlig
beseitigt werden. Bei zweiundzwanzig betagten Kranken trat
eine wesentliche Besserung ein, acht reagierten kaum. (Wirkung durch Rutin, Glutaminsäure und Ribonukleinsäuren.)
Erhöhte Cholesterinwerte normalisierten sich. Auch erzielte
ich bei Durchblutungsstörungen der Beine günstige Ergebnisse. Von fünf Patienten mit Raynaud konnte ich drei erheblich bessern. Die Ulcera trophicans heilten bei drei Patienten
ab.«

Aus Rumänien liegen Berichte über hervorragende Erfahrungen mit Pollen bei Behandlung schwerer Lebererkrankungen vor [62]. Hoffnungslose Fälle von Leberzirrhose und
anderen chronischen Leberschäden konnten gebessert werden.
Pollen fördert diesen Erkenntnissen zufolge die Glykogenspei-
cherung und die Entgiftungsfunktion der Leber; Lebergifte
werden beschleunigt ausgeschieden. P.-G. Seeger aus Falken-
see erklärt in einer wissenschaftlichen Untersuchung diese
Wirkung mit Verbesserung der Zellatmung. Da diese Wirkung
inzwischen auch für zahlreiche Karzinomfälle (Magen, Leber,

Lunge) bestätigt ist, geben wir hier Seegers zusammenfassende Darstellung gekürzt wieder: »Die Antikrebswirkung durch Pollen-Diät-Zellfit beruht auf der restituierenden und normalisierenden Wirkung auf den Zellstoffwechsel, wodurch die pathogene Zellstoffwechselentgleisung aufgehalten und zurückgedreht wird... die inaktivierten und zerstörten Atmungsfermente Cytochrome, Succinodehydrase, Diaphorase, Katalase, Coenzym A usw. werden ersetzt. Seeger und Schacht (1960) konnten mit Hilfe der elektrochemischen Zellatmungsmessung die herabgesetzte Atmung von hochvirulenten Mäuseasziteskarzinomzellen feststellen und durch Zusatz von Pollen eine Aktivierung der Atmung um 200 Prozent erreichen... die Wasserstoffakzeption und damit die Initialzündung der Oxydation innerhalb der Zelle wird durch Carotin, Xanthophyll und Farbstoffe des Pollens außerordentlich aktiviert... die für einen normalen Ablauf des Zellstoffwechsels lebenswichtigen Vitamine A, B_1, Vitamin-B-Komplex und Vitamin C werden substituiert, das in der verkrebsenden Zelle bestehende Defizit wird beseitigt« [110].

Weiter berichtet Seeger:

»Der gestörte Eiweißstoffwechsel (Zitronensäurezyklus) wird durch Lieferung essentieller Aminosäuren und Methionin und Threonin, die entgiftend wirken, normalisiert.

Das intrazellulär entstandene Defizit an K, Ca, Mg, Mn und Si wird aufgefüllt, dadurch werden Blockaden im Zitronensäurezyklus durch Mg, Ca und Mn aufgehoben, das bioelektrische Zellpotential (in der krebskranken Zelle auf ⅙ bis ⅓ gesunken) wird normalisiert, das östrogene Übergewicht der Krebszelle wird durch die Androgene des Pollens kompensiert.

Diese multifaktorielle therapeutische Wirkung der Pollen-Diät-Zellfit erklärt auch die Wirkung des Pollens in der klinischen Anwendung durch die rumänischen Kliniker C. Hristea und M. Jalomiteanu (1967/71) bei Leberparenchymschäden, Affektionen der Gallenwege, Lebererkrankungen, Zirrhosen, die geheilt werden konnten, und die Erfolge bei Patienten mit Magen-Neoplasmen, die durch täglich 2- bis 3mal 15–20 Gramm Pollen in 50 Gramm Honig innerhalb von zwei bis vier Monaten erheblich gebessert und über fünf Jahre am Leben und arbeitsfähig erhalten werden konnten. In der urologischen Klinik in Lund wurden akute und chronische Enterokolitiden und Prostataerkrankungen erfolgreich mit Pollen behandelt« [110].

An der Strahlenstation der Wiener Universitätsfrauenkliniken haben der Arzt Dr. Peter Hernuss und Mitarbeiter einen breitangelegten Versuch mit Pollen unternommen. An Genitalkarzinomen erkrankte Frauen bekamen zusätzlich zur Bestrahlung Pollendiät; eine Kontrollgruppe bekam Bestrahlungen ohne Pollen. Ausgewertet wurde durch objektive Untersuchungen (zum Beispiel Blut- und Leberwerte) und durch subjektive Bewertung durch die Patientinnen (Fragebögen):

1. Pollen bewirkte einen Anstieg der Erythrozytenwerte (rote Blutkörperchen).
2. Einige Leberenzyme zeigten höhere (Glutamat-Oxalacetat-Transaminase), andere (alkalische Phosphatase) niederere Werte als die in der pollenlosen Kontrollgruppe: »Möglicherweise ist ein günstiger Einfluß der Pollendiät auf den Leberstoffwechsel für diese Veränderungen verantwortlich zu machen.«
3. Gesamteiweiß im Serum war signifikant bei Pollendiät erhöht: »Die bei malignen Prozessen übliche Reduzierung des Gesamteiweißes scheint unter der Pollendiät geringer zu werden.«
4. Die Globuline waren ebenso signifikant erhöht – ein Zei-

chen für die Stimulierung der Körperabwehr durch die
Pollengaben.

5. Cholesterin war signifikant gesenkt: »Dies ist wahrscheinlich durch den Einfluß der Pollendiät auf den Fettstoffwech-
   sel zu erklären« (Hernuss).

Die Befragung der Patientinnen ergab mit Pollendiät eine
»augenfällige Verringerung der Strahlennebenwirkungen«
[54].

Damit ist die Wirkung des Pollens freilich noch nicht am
Ende.

Mehr durch Zufall kamen schwedische Forscher 1952 darauf, daß Pollen auch bei chronischer Prostatitis wirksam war.
Wichtig war, daß hohe Dosen – an die sechs Kapseln täglich –
regelmäßig während mehrerer Wochen eingenommen werden
mußten. Die Entzündungen heilten ab, auch bildeten sich
Adenome zurück. Die Pollenbehandlung wurde daraufhin an
mehreren schwedischen Kliniken eingeführt, mit dem Hauptanwendungsbereich: Nachbehandlung nach Operationen von
Prostata-Adenomen. Das war zu dieser Zeit ein Akt ungemei-
nen Fortschritts. Inzwischen hat man festgestellt, daß regelmäßige Einnahme von Pollen (noch besser: Pollen-Gelée-royale-
Kombination) auch eine vorbeugende Wirkung hat. Männern
ab einem bestimmten Alter (über 50, besser noch ab 45) wäre,
um Prostata-Beschwerden vorzubeugen, täglich mindestens
eine Kapsel anzuraten. Das ist gewiß kein absoluter Schutz (die
Ursachen für Prostata-Erkrankungen sind vielfältig), aber eine
beträchtliche Verringerung des Risikos.

Gelée royale – ein ganz besonderer Saft

Der Saft, den die Bienen zwischen ihrem sechsten und zehnten Lebenstag aus der Futtersaftdrüse im Kopf (Zeichnung auf Seite 26) ausscheiden, heißt Weiselfuttersaft, Futtersaft, Speichel oder Gelée royale. Er ist vergleichbar der Muttermilch – und er enthält alles, was die junge Bienenlarve zu ihrer Entwicklung braucht. Wie berichtet, erhält die Larve, aus der eine Königin werden soll, nur Gelée royale, während die Babydiät der Arbeiterinnen am dritten Tag ihres Larvendaseins auf Pollen und Honig umgestellt wird.

Der Imker gewinnt den kostbaren Saft mit einem üblen, die Bienen täuschenden Trick: Er gaukelt ihnen Weiselzellen vor – oder er nimmt am dritten Tag die Larven aus den Zellen (was zu deren Tod führt), um zum Futtersaft zu kommen. Gelée royale hält sich, wenn der Zutritt von Wasser ausgeschlossen ist (luftdicht verschlossenes Gefäß), unter Lichtschutz (dunkles Glas) im normalen Kühlschrank bei ungefähr 5 Grad Celsius monatelang.

Gelée-royale-Spezialisten freilich bedienen sich zur Haltbarmachung größerer Mengen der Gefriertrocknung. Im Vakuum bei etwa minus 50 Grad Celsius wird dem Gelée royale das Wasser entzogen. Die weißen Plättchen halten sich beliebig lange. Löst man sie in Wasser, so hat man voll wirksames Gelée royale.

Chemisch gesehen besteht frischer Futtersaft aus 67 Prozent Wasser und 33 Prozent Trockensubstanz. In dieser sind 12 Prozent Eiweißstoffe (Proteine), 6,5 Prozent Fette, 12,5 Prozent Monosaccharide (einfache Zucker), 82 Prozent Asche (Mineralstoffe) und 2,8 Prozent nicht identifizierbare Substanzen (manchmal auch als »Faktor R« erwähnt) enthalten. An Vitaminen wurden Pantothensäure, Thiamin, Riboflavin, Pyridoxin, Niacin und Folsäure gefunden; auch Wuchsstoffe (Hormone) kommen vor. Vor allem im französischen Sprachraum hat man sich seit den Forschungen Chauvins (1922) intensiv mit Gelée royale befaßt – was schon aus der gängigen Bezeichnung ablesbar ist. In Deutschland steht man der Sache reservierter gegenüber – eine Einstellung, die von den Eigenschaften des reinen, frischen Futtersaftes her verständlich ist; er schmeckt scharf (ein bißchen nach Phenol, also Karbolsäure) und sauer (pH 4) und ist gelblichtrüb bis gallertig.

Tatsächlich konnten auf mehreren Imker-Kongressen keine klaren Indikationen für die Behandlung mit Gelée royale genannt werden. Die Literatur ist voll von »Probierern«. Gelée royale wurde bei Arteriosklerose und anderen Alterserscheinungen, bei Unterernährung und Gewebsschwund, bei Verdauungsstörungen, Mongolismus und Avitaminosen, bei Drüsenstörungen und Hautkrankheiten verwendet. Gesichert ist heute von alledem nur die Wirkung auf die Haut.

Gesichert ist auch die Erkenntnis, daß Gelée royale vor allem in Kombinationspräparaten seinen Platz hat, dort am besten zur Geltung kommt und sich auf diese Weise auch am besten hält.

Paul Urban, der den Anstoß zu diesem Buch gab und der die Firma Melbrosin International aufgebaut hat, ist einer der wenigen Könner auf diesem heiklen Gebiet. Seine Pollenpräparate sind deswegen Spitzenerzeugnisse, weil sie Pollen *und* Gelée royale in ausgewogener Form enthalten, die allein die Wirksamkeit sicherstellen. In Form von Kapseln sind Melbrosia executive oder Melbrosia pour les dames zwar nicht ewig, aber doch lange Zeit haltbar. Aus eigener Erfahrung kann ich sagen: Der synergistische Effekt scheint die Hauptwirkung zu sein. Man ist an eine Art homöopathischer Potenzierung zu denken geneigt – 500 Milligramm Pollen sind rund 50 Milligramm Gelée royale »zugesellt«...

Einen bemerkenswerten Doppelblindtest – darunter tut man es in der modernen klinischen Medizin nicht – unternahm der jugoslawische Gynäkologe DDr. Izet Osmanagić in den Jahren 1978 und 1979 an der medizinischen Fakultät der Universität Sarajevo. Eine Gruppe Patienten bekommt das zu testende Präparat, eine zweite (Kontroll-)Gruppe eine wirkstofffreie Tablette, ein sogenanntes Placebo. Wenn der Patient nicht weiß, ob er Medikament oder Placebo bekommt, spricht man von einem Blindversuch; weiß auch der Arzt nicht Bescheid, wer was bekommt, heißt das Doppelblindtest.

Grundüberlegung war, daß der Befruchtungsvorgang beim Menschen ganz ähnlich dem der Pflanze ist; daß mithin mit Pollen in Fällen von Unfruchtbarkeit geholfen werden könnte. Warum sollte sozusagen das alte assyrische Befruchtungsritual nicht auch auf müde, sexuell kaum interessierte, unfruchtbare und impotente Männer übertragen werden können?

An seiner und benachbarten Kliniken fand Osmanagić 78 Männer, deren Ehen kein Kind entsprossen und in denen mit hoher Wahrscheinlichkeit nicht die Frau der »schuldige« Teil war. 38 von ihnen bekamen die aus Pollen und Gelée royale bestehende Wirkstoffkombination Melbrosia executive, die Kontrollgruppe von ebenfalls 38 Männern das Placebo. Osmanagić merkt in seiner Veröffentlichung an, daß die Verabreichung eines Placebos »ethisch nicht ganz gerechtfertigt ist, weil die Patienten, die sich an uns wenden, ja Hilfe erwarten« – aber er kann sich damit trösten, daß immerhin vier Männer der Placebo-Gruppe eine Besserung ihres Zustandes meldeten. Auch ohne Wirkstoff, nur mit »Psychologie« sozusagen...

Medizinisch gesehen versteht man unter Potenz zweierlei:

Die Fähigkeit, den Geschlechtsakt auszuführen (potentia coeundi) sowie die Zeugungsfähigkeit (potentia generandi). Ein Drittes ist das Verlangen (Libido), und im Zuge seiner Untersuchungen kam Osmanagić drauf, daß die drei Faktoren stark zusammenhängen.

Für die Zeugungsfähigkeit spielt der Zustand des Spermas eine wichtige Rolle. Es kommt auf die Zahl und die Beweglichkeit der Spermien an – und gerade hier konnte man von der Kraft des Pollens viel erwarten. Denn Pollen enthält viel Fructose (Fruchtzucker), der als Energiespender für die Spermien dient, und die Aminosäuren Arginin, Histidin und Glycin wiederum sind für die Spermienproduktion in den Hoden von Wichtigkeit. Ähnlich wirksam sind die Wuchsstoffe (Auxine) und die pflanzlichen Hormone (Phytosterole) aus dem Gelée royale – und nicht zuletzt die Pantothensäure.

Die Patienten mußten zwei Kapseln Melbrosia executive pro Tag nehmen. Und schon nach wenigen Tagen zeigte sich, daß aus vordem müden Männern nicht nur interessierte Liebhaber geworden waren, sondern daß auch die Zahl der Spermien und deren Beweglichkeit zugenommen hatte. Am Ende der 14 Testmonate konnte Osmanagić in der Gruppe jener, die Pollen und Gelée royale bekommen hatten, 5 sehr gute, 24 gute und 5 schwache Ergebnisse verzeichnen. Vier Patienten waren nicht mehr zur Kontrolluntersuchung erschienen. In der Kontrollgruppe (Placebo, ohne Wirkstoff), gab es kein sehr gutes, 4 gute und 28 schwache Ergebnisse [90].

Damit wurde im Doppelblindversuch zweifelsfrei (85,3 Prozent Erfolgsrate bei Melbrosia executive) bewiesen, daß Pollen und Gelée royale nicht nur die Potenz steigern (damit im Zusammenhang stand die Verbesserung des physischen und psychischen Allgemeinzustandes), es häufiger zum Beischlaf kam und auch die Qualität und Intensität der Empfindungen sich verbesserte, sondern daß sie in dieser Kombination imstande sind, die Zahl, Kraft und Beweglichkeit der Spermien zu erhöhen.

In drei Fällen trat die erwünschte Schwangerschaft ein – und das, obwohl es sich »um Oligoasthenospermie 2. und 3. Grades und langdauernde Unfruchtbarkeit vor der Behandlung« (Osmanagić) gehandelt hatte. (Oligoasthenospermie: Zu wenige und zu schwache Spermien.)

Pollen und Gelée royale helfen freilich nicht nur Männern.

Ein Freund auch der Frauen

Die Erfahrung hat gezeigt, daß bestimmte Pollenarten von Frauen besser vertragen werden. Urban hat auf jahrhundertealter Erfahrung aufbauend durch eigene Beobachtungen herausgefunden, daß sich aus speziellen Pollen (welchen sagt er nicht) und Gelée royale ein besonderes Präparat für Frauen herstellen läßt – Melbrosia p.l.d. (»pour les dames« – für die Frauen). Selbstverständlich kann, so versichern die Hersteller, Melbrosia executive ebenso von Frauen und das Damenpräparat ebenso von Männern genommen werden. Aber das volle Spektrum seiner Wirkung entfaltet Melbrosia p.l.d. eben nur bei Frauen.

Denn diese haben ihre eigenen Probleme.

Da ist zunächst der Eintritt des jungen Mädchens in die Geschlechtsreife; das Kennenlernen der neuen hormonalen Situation. Im schulischen Leistungsstreß will sich die Periode oft nicht richtig einstellen. Oder: Wenn sie da ist, ist sie äußerst schmerzhaft.

Später kommt die Belastung des Berufslebens, die eines Haushalts mit Kindern; vielfach gibt es eine Doppelbelastung

Beruf/Haushalt. Gerade für die berufstätige Frau ist es wichtig, nicht nur Kraft zu haben und gut auszusehen, sondern auch psychische Abwehrkräfte zu entwickeln.

In reiferen Lebensjahren ist es neuerlich das hormonale Geschehen, das den Körper der Frau durcheinanderbringt. Der Wechsel, das Klimakterium mit seinen Gewichts- und Figurproblemen, aber auch mit Blutdruckbeschwerden, Wallungen und Kopfschmerzen kann unter Umständen viele Jahre dauern. Hier ist qualifizierte Hilfe vielbedankt. Und ganz wichtig ist es, daß Medikamente gut verträglich sein müssen und keine Nebenwirkungen haben dürfen, da sie eben oft Jahre hindurch genommen werden müssen.

In allen genannten Fällen bringen Pollen, Gelée royale und das Bienenkittharz Propolis die erwünschte Hilfe – und ganz ohne Nebenwirkungen. Der Gynäkologe Osmanagić, von dem bereits die Rede war, hat auch auf diesem Gebiet mehrere Untersuchungen angesellt.

Eine Kapsel unter der Zunge

23 junge Mädchen im Alter zwischen 18 und 22 Jahren, die zum Teil an äußerst schmerzhafter Menstruation und zumeist begleitet von Kopfschmerz, Brechreiz, Erbrechen, Ohnmacht und Schwäche litten oder die wegen ausgesprochener Infantilität (Gebärmutter und andere weibliche Organe unterentwickelt) in Osmanagić' Klinik behandelt wurden, bekamen sechzig Tage lang täglich eine Kapsel Melbrosia. Die Einnahme erfolgte, der besseren Wirksamkeit wegen, sublingual. Man legt die Kapsel unter die Zunge und läßt sie dort zergehen.

Am Ende des Behandlungszeitraumes waren sechs Mädchen (26,1 Prozent) vollkommen schmerzfrei, und bei weiteren zwölf (52,2 Prozent) waren die Schmerzen so weit zurückgegangen, daß Osmanagić den Erfolg der Behandlung als »gut« bezeichnen konnte. Nur geringfügige Besserung gab es bei drei Mädchen (13,1 Prozent), überhaupt kein Einfluß wurde bei zweien (8,6 Prozent) festgestellt. Wegen Unverträglichkeit mußte eine Patientin mit der Behandlung sofort bei Beginn aufhören.

Rechnet man die »sehr guten« und »guten« Fälle, also jene, bei denen eine klare, definite Wirkung des Pollen-Gelée-royale-Präparats zu bemerken war, zusammen, kommt man auf den stolzen Prozentsatz von 78,3.

Umgangssprachlich ausgedrückt: Mehr als drei Viertel der mit Melbrosia behandelten Patientinnen war mit dieser Methode geholfen worden [90].

Ähnliche Erfahrungen berichtet der Gynäkologe Dr. Bogdan Tekavcic von der Frauenklinik Ljubljana (Laibach) in Slowenien. Er machte einen Doppelblindtest mit zwei Gruppen von jeweils 30 Mädchen zwischen 18 und 22 Jahren, die zum Teil an Asthenie (Schwäche, Unfähigkeit zuzunehmen), alle jedoch an unregelmäßiger und schmerzhafter Monatsblutung litten. 30 Mädchen bekamen zwei Monate hindurch eine Kapsel Melbrosin, die zweite Gruppe von ebenfalls 30 Mädchen ebenfalls eine genau gleich aussehende Kapsel, aber ohne Wirkstoff.

Nach zwei Monaten zog Tekavcic Bilanz – und auch in Laibach konnte sich die Kraft des Bienenpräparats sehen lassen.:

○ 11 der 14 besonders schwächlichen Mädchen hatten zwischen einem und drei Kilogramm zugenommen. Gewichtszunahmefaktor 78,5 Prozent, das ist hochsignifikant!

○ 12 von 14 behandelten Mädchen verloren ihre Menstruationsschmerzen vollkommen oder beträchtlich – das sind

85,7 Prozent. Auch das ist hochsignifikant. Besonders her-
vorzuheben: Die meisten Beschwerden waren bereits nach
einmonatiger Behandlung verschwunden.

Und wie sahen die »Erfolgswerte« der Kontrollgruppe, also
jener Mädchen aus, die wirkstofflose Kapseln (Placebos)
bekommen hatten? Gewicht nahmen nur zwei von 13 Mädchen
zu (15,3 Prozent, nicht signifikant) und nur drei von 13 (23
Prozent, ebenso unsignifikant) verloren ihre Menstruationsbe-
schwerden [119].

Eine lebendige Tradition

An dieser Stelle ist ein Wort darüber notwendig, weshalb hier
häufig wissenschaftliche Arbeiten aus Jugoslawien, der Sowjetunion und anderen Ländern des Ostblocks erwähnt werden.

Der Hauptgrund ist, daß Bienen und Bienenprodukte in den
Balkanländern, in Polen, der Tschechoslowakei und der
Sowjetunion seit Jahrhunderten ihren Platz in Ernährung und
Volksmedizin haben. Viele Staaten haben sogar eigene For-
schungsinstitute hierfür. Eines der bekanntesten ist das Api-
mondia-Institut in Bukarest, und die Rumänen sind stolz
darauf, daß »ihre« Bienen seit Jahrtausenden dem Menschen
dienen. Weitere Institute gibt es in Jugoslawien und in der
Sowjetunion, und auch in Polen, in der Tschechoslowakei und
in der Deutschen Demokratischen Republik befassen sich
Dutzende Wissenschaftler mit »Doktor Biene«.

Aus vielen, und nicht zuletzt aus politischen und wirtschaftli-
chen Gründen, hat sich die potente westliche Pharmaindustrie
in den Oststaaten nicht etablieren können. Mehr als im Westen
ist im Osten die Tradition der Naturheilkunde lebendig geblie-
ben, und einer ihrer wichtigsten Zweige ist eben die Bienen-

heilkunde. Freilich gibt es auch in den USA Forscher, die sich für Bienen und deren Produkte interessieren. Etwa die Lee Foundation for Nutritional Research of Milwaukee. Diese stellte bereits 1963 in einer Studie fest, daß »Pollen eine so perfekt ausgewogene Substanz ist, daß man von ihr allein leben kann«.

Glücklicherweise sind die Vorurteile gegen Naturprodukte im Schwinden. Der hochangesehene und weltbekannte Wiener Professor Karl Fellinger hat zum Beispiel im Österreichischen Fernsehen eine positive Einstellung zu bewährten Naturheilmitteln bekundet.

Verläßliche Hilfe im Klimakterium

Zurück zur Praxis. Tekavcic als Chef einer großstädtischen Klinik verfügte über ideales »Patientenmaterial« (ungehöriger, aber in der Medizin eingebürgerter Ausdruck), um die Wirksamkeit des Pollens zu testen.

Zu ihm kamen Frauen mit klaren klimakterischen Beschwerden, deren Hormonsystem bereits »abgeschaltet« hatte, bei denen also die Menopause eingetreten war. Andererseits gab es solche gleichen Alters mit Menstruation, die ebenfalls an klimakterischen Beschwerden litten – was der Mediziner Präklimakterium nennt.

Denen, die sie durchgemacht haben, sind diese Symptome wohlbekannt: Schwitzen, plötzliches Hitzegefühl (meist im Gesicht oder überhaupt im Kopf), auch als Wallungen bekannt, Schwindel, Schlaflosigkeit, Ohrensausen, Neigung zu Ohnmachtsanfällen, Parästhesien, Schmerzen in der Herzgegend, Atemnot, erhöhter Blutdruck und zumeist nächtliche Schmerzen in Muskeln, Gelenken und Knochen sowie Magen-

und Darmbeschwerden, die vom heftigen Durchfall bis zur
hartnäckigen Verstopfung reichen können. Das alles ist kein
Wunder: Der weibliche Organismus, durch Jahrzehnte an die
Regelblutung gewöhnt, muß nun nicht nur mit der neuen
hormonalen Situation fertig werden, sondern auch mit den
nunmehr im Körper gestauten Stoffen, die vordem leicht
auszuscheiden waren.

Tekavcic beschloß, die Probe aufs Exempel zu machen. Er
teilte 80 Patientinnen im Präklimakterium (also noch menstru-
ierende Frauen, die aber ausgeprägte Beschwerden hatten),
Alter zwischen 40 und 55 Jahre, in zwei Gruppen. Die eine
bekam täglich eine Kapsel Melbrosia p.l.d. in der Früh auf
nüchternen Magen durch zwei Monate hindurch, die zweite ein
wirkstofffreies Placebo.

Eine leicht zugängliche Meßgröße ist das Körpergewicht:
Nahezu alle in den Wechsel kommende Frauen setzen »Matro-
nenspeck« an. 20 der insgesamt 38 Frauen umfassenden Melbrosia-Gruppe verloren während der Behandlung Gewicht,
mit 52,6 Prozent Gewichtsverlust ein signifikantes Ergebnis. In
der Placebo-Gruppe waren es nur 4 von 36 Frauen (11,1
Prozent).

Die wichtigste Bewertung indes erfolgte über den sogenann-
ten klimakterischen Index (KI). Durch Befragung wurde der
Schweregrad der klimakterischen Beschwerden erhoben,
sowohl vor als auch nach der Behandlung. Und Tekavcic war
selbst überrascht: 35 der 38 mit dem Präparat behandelten
Frauen verzeichneten nach diesem Monat entweder völliges
Verschwinden der Beschwerden oder weitgehende Besserung
– in Prozenten: 92,1. Und bei 17 der 38 Frauen waren diese
Beschwerden vor der Behandlung wirklich sehr, sehr stark.
Dagegen reduzierte sich der KI in der Kontrollgruppe nur bei 9
von 36 Frauen (25 Prozent).

Ein weiterer Versuch an 80 Patientinnen in der Menopause (zwischen 40 und 65 Jahren alt) überzeugte Tekavcic schließlich völlig. Die Gewichtsabnahme verlief aus naheliegenden Gründen zwar weniger spektakulär als in der ersten Versuchsreihe (»nur« 18 von 37 Frauen nahmen ab, das sind 48 Prozent), wogegen es in der Kontrollgruppe lediglich 7 von 38 waren; aber bereits beim Klimakterischen Index gab es wieder beachtlichen Erfolg: 34 von 37 mit Melbrosia p.l.d. behandelten Frauen meldeten volle Heilung oder weitestgehende und dauerhafte Besserung – das sind wiederum 91,8 Prozent. (Kontrollgruppe: Besserung lediglich in zehn von 38 Fällen, das sind 26,3 Prozent.) Auch hier lief die Behandlung zwei Monate lang.

Es hieße Eulen nach Athen oder Pollen nach Sarajevo tragen, wenn man ausdrücklich erwähnen müßte, daß Gynäkologe Osmanagić zu nahezu deckungsgleichen Ergebnissen kam: »Die große Mehrheit der kranken Frauen (90 Prozent) zeigt auf dieses Heilmittel eine mehr oder minder deutlich erkennbare positive Wirkung.«

Diese besteht nicht zuletzt darin, daß Pollen auch auf Haut und Bindegewebe kräftig wirkt und den Frauen ein erheblich jüngeres Aussehen verleiht, als ihren Jahren entspricht. Der australische Fernsehstar Hazel Philips, der seit Jahren zu den treuesten Melbrosia-Fans gehört, sagt: »Alle Welt glaubt, ich nehme eine Verjüngungspille! Danke Ihnen vielmals . . .«

Für die, die es genau wissen wollen: Osmanagić gab 32 Frauen den Wirkstoff und 32 weiteren ein Placebo. Im ersten Fall trat schon am fünften Behandlungstag eine Besserung des Zustandes auf, und nach fünfzehntägiger Behandlung waren die Beschwerden auf ein Minimum gesunken. Insbesondere hatten die Gefäßschmerzen, die seelischen Zustände sowie die Verdauungsstörungen nachgelassen. In der Kontrollgruppe kam es zu keinen wesentlichen Zustandsänderungen. Osmanagić: »Aufgrund der Ergebnisse [mit Melbrosia executive und Melbrosia p.l.d., der Verf.] empfehlen die Autoren dieses als äußerst wirkungsvolles Medikament bei Beschwerden im Klimakterium und in der Menopause sowie bei Frauen mit ›Ausfallsstörungen‹, das heißt bei Patientinnen, an denen nach medizinischer Indikation eine Kastration vorgenommen wurde. Bei 81,2 Prozent der untersuchten Frauen sind nach Behandlung mit diesem Präparat die Beschwerden entweder vollkommen verschwunden oder bedeutend vermindert worden, was ausdrücklich signifikant ist.«

Aufbauend auf den Osmanagić-Arbeiten hat der bekannte Hamburger Gynäkologe Dr. Werner Salomon gleichartige Untersuchungen angestellt, da »immer mehr Frauen in den Wechseljahren aus medizinischer Indikation keine Hormone zum Ausgleich des beginnenden Hormondefizits einnehmen dürfen. Auch wird die Zahl der Frauen, die aus persönlichen Gründen Hormone ablehnen, immer größer« [103].

Mit Melbrosia p.l.d. behandelte Salomon in einer Feldstudie 48 Frauen im Alter zwischen 40 und 65 Jahren. »Vor Behandlungsbeginn fiel besonders auf: Alle 48 Frauen klagten mehr oder weniger über Hitzewallungen und Konzentrationsschwäche, 46 gaben zusätzlich Nervosität, Schlaflosigkeit und Nachtschweiß an, 44 litten unter Herzjagen ... Nach den ersten zehn Therapietagen ergab die erneute Befragung einen deutlichen Rückgang bei Nervosität, Schlaflosigkeit, Konzentrationsschwäche, Hitzewallungen und Nachtschweiß.«

Nach 20 Behandlungstagen war der Zustand noch besser. Am Ende der Feldstudie, nach 30 Behandlungstagen, lautete das Ergebnis:

Gruppe	Alter	Gesamtzahl	beschwerdefrei
I	41–50	17	13 (86%)
II	51–60	27	19 (70%)
III	61–70	4	1 (25%)

Beeindruckend ist vor allem die Wirkung von Melbrosia p.l.d. in der Gruppe I der 41- bis 50jährigen: hier genasen 86 Prozent! Salomon fand auch heraus, daß Berufstätige auf die Behandlung besser ansprachen als Nichtberufstätige; die Prozentsätze: 82,8 gegenüber 53,4.

Und der Autor darf aus eigenem Wissen hinzufügen: Mit Melbrosia p.l.d. hat man gegen klimakterische Beschwerden eine wirklich präzis treffende Waffe in der Hand. Meist stellt sich Besserung innerhalb von zehn Tagen ein. Aber auch wenn dies nicht der Fall ist, verliere man nur nicht die Geduld. Oft zeigt die Behandlung erst nach mehreren Wochen Erfolg, aber dann dafür meist um so nachhaltiger.

Krebs und Strahlenkrankheit

Krebs, diese entsetzliche Geißel des zwanzigsten Jahrhunderts, ist hauptsächlich deswegen so problematisch, weil die offizielle Medizin die Kranken auf drei Therapien festlegt: Stahl, Strahl und Chemotherapie.

Die Krebssterblichkeit indes ist, wie auch in der offiziellen Literatur nachzulesen ist, unverändert: es verschieben sich lediglich die Häufigkeiten. In Österreich geht zum Beispiel der Magen- und Darmkrebs zurück, dagegen ist der Lungenkrebs im Vormarsch [115].

Für andere Behandlungen ist kein Platz in der universitären Medizin, und was der Herr Ordinarius ablehnt, wird daher auch von der Krankenversicherung nicht anerkannt. Mithin hat jeder, der als Krebskranker die drei offiziellen Therapien überstanden hat und entweder als »gesund« oder »zum Sterben« (auch das kommt vor!) heimgeschickt worden ist, erstens selbst den Weg zur Naturheilkunde zu finden und zweitens hübsch selbst zu zahlen. Zeitungen und das Fernsehen, die wiederholt das Problem dieser unzureichenden Therapie sowie das der ungelösten Nachbehandlung aufgegriffen haben, haben immerhin die Bildung von Selbsthilfegruppen erreicht; dort informiert und hilft ein Kranker dem anderen.

Der Wiener Schulmediziner Dr. Richard Stöger hat in einem sehr lesenswerten Buch [115] recht offen naturheilkundliche Maßnahmen empfohlen. Der Kärntner Arzt Dr. Smolnig ist sogar der Meinung, daß Krebs reversibel sei (das heißt, daß eine Krebszelle sich in eine gesunde, nicht entartete zurückverwandeln kann) – eine Theorie, die die Schulmedizin nicht anerkennt [112]. Ich als Laie weiß das nicht, denke aber, daß es besser ist, sich als Krebskranker an einen Arzt zu halten, der mit dem Kranken (und *mit* der Natur, nicht gegen sie!) kämpft als ihn aufgibt. Daß Krebs grundsätzlich heilbar ist, hat nicht nur Gerson [48] eindrucksvoll bewiesen, sondern auch viele andere (Breuß, Snegotska, Brauchle) kommen zu diesem Ergebnis. Es ist nicht so sehr einmal eine Frage des Aufwandes, der bei Gersons tumoraggressiver Diät sehr hoch ist, sondern in erster Linie eine der Diät und des Verhaltens.

Wie bei allen Systemerkrankungen (Herz- und Kreislauf-erkrankungen, multiple Sklerose) ist eine möglichst breit ange-legte Behandlung angezeigt. Richtige, sparsame Ernährung zur richtigen Tageszeit spielt eine ebenso wichtige Rolle wie ausreichend Schlaf, Frischluft, angenehme Umgebung und entsprechende psychische Behandlung [126; 147ff.].

Es gibt Krebskranke, die nicht mehr gesund zu machen sind, bei denen sogar die nahezu übermenschliche Kunst der großen Außenseiter (Issels, Ardenne, Smolnig, Felbermayer) versagt – aber das ist eher die Ausnahme als die Regel. Vorsicht: Viele Mediziner wollen uns die Unausweichlichkeit des Krebsge-schehens als Regel einreden, weil sie nicht weiter wissen! Grundsätzlich hat man jedoch Alternativen zu suchen und um sein Leben zu kämpfen.

Nun wäre es vermessen zu behaupten, Bienenprodukte seien wirksam gegen Krebs. Das sind sie wirklich nicht, weder Pollen noch Gelée royale noch das Bienenkittharz Propolis töten Krebszellen. Aber im Kapitel »Pollen« wurde Seegers Arbeit zitiert, wie Pollen die Zellatmung krebsigen Gewebes zu verbessern imstande ist.

Denn der Kampf gegen den Krebs besteht nicht allein im Töten des Feindes. Wie bereits dargelegt wurde, wirken Pollen und Gelée royale aufbauend, und die Propolis wirkt desinfizie-rend, mithin gegen Mikroorganismen jeder Art. Hat man nun einen Krebskranken vor sich, dessen Organismus geschwächt ist und dringend der Stärkung bedarf und der gegen Infektionen anfällig ist, dann wird man nicht fehl in der Annahme gehen, daß mit diesen Produkten auch Krebskranken geholfen werden kann, und sogar recht erheblich.

Russische Untersuchungen haben ergeben, daß Imker nicht nur eine überdurchschnittliche Lebenserwartung haben, sondern überdies fast nie an Krebs erkranken. An Zufall vermag ich nicht recht zu glauben.

Die Strahlenkrankheit besiegt

Krebs ist ein drängend-dringendes Problem, und der Scharlatane und Wunderheiler sind so viele auf diesem Gebiet, daß man gut daran tut, jede Aussage zu belegen. Hier wird bewiesen, daß nicht nur Pollen allein den Allgemeinzustand des Krebskranken zu bessern imstande ist, sondern daß es Kombinationspräparate Pollen-Gelée royale in besonderem Maße sind. Zu konservativen ärztlichen Maßnahmen (zum Beispiel Strahlentherapie) bilden sie eine wertvolle Unterstützung. Aus der zitierten Untersuchung von Hernuss kann man auch erkennen, daß der Widerstand gegen Naturheilkunde an den Kliniken wenn schon nicht im Schwinden, so zumindest in Aufweichung begriffen ist.

Der bereits zitierte Sarajevoer Professor Osmanagić bemerkte, daß Pollen und Gelée royale eine positive Wirkung bei Patientinnen entfaltet hatten, die wegen Krebs operiert und bestrahlt worden waren.

Sechzehn durch Operation oder Bestrahlung totaloperierte Patientinnen bekamen von Osmanagić Melbrosia-p.l.d.-Kapseln, und zwar bis zu zwei pro Tag, jeweils auf nüchternen

Magen eine halbe Stunde vor dem Essen. Und schon nach zehn Tagen war der regenerative Effekt voll bemerkbar: »Als Folge der Strahlenkrankheit sind besonders die parenchymatösen und die blutbildenden Organe, also die Leber und das Knochenmark, geschädigt. Und gerade hier war die Wirkung am deutlichsten sichtbar« [90]. Der Allgemeinzustand besserte sich so, daß fast alle Frauen ihrer normalen Arbeit nachgehen konnten – nach schwerer Strahlenkrankheit mit Übelkeit, Bettlägerigkeit und anderen Symptomen.

Auch als die Bestrahlung fortgesetzt wurde, blieb der Leberbefund von zehn der 16 Patientinnen normal, obwohl er vor der Behandlung sehr schlecht war. Das rote Blutbild verbesserte sich bei neun Frauen, das weiße desgleichen bei neun [90].

Diese Beobachtungen motivierten andere Ärzte, der Sache nachzugehen. Der Internist Dr. Franz Klemens Feiks vom Klosterneuburger Spital (in der Nähe von Wien) beobachtete 17 Patientinnen, die im Zuge starker Röntgenbestrahlung (250 Röntgen pro Sitzung, zumeist zehn Sitzungen!) nichts mehr essen konnten, sich ständig erbrachen und von schrecklicher Übelkeit gequält wurden. Hohe Vitamindosen, Anabolika und übliche medikamentöse Therapie waren wirkungslos. Feiks, von Freunden auf die Osmanagić-Beobachtungen aufmerksam gemacht, gab den 17 Frauen drei Wochen lang täglich drei Melbrosia-p.l.d.-Kapseln. Ergebnis: Die Symptome der Strahlenkrankheit verschwanden in allen Fällen vollständig.

Nun ging Feiks einen Schritt weiter. 37 Patientinnen erhielten bereits *vor* der Bestrahlung Melbrosin, und nur bei einer einzigen trat Strahlenkrankheit auf. Als besonders eindrucksvoll merkt Feiks in seiner Veröffentlichung an, daß eine Frau aus familiären Gründen die Behandlung für eine Woche unterbrechen mußte. Obwohl sie keine Bestrahlung bekam, trat

doch der gefürchtete Strahlenkater auf – weil sie kein Melbrosin genommen hatte [36].

Eine Kontrollgruppe umfaßte 30 Patientinnen: Diese erhielten Bestrahlung ohne Pollenpräparat. Hier erkrankten sieben
Frauen am Strahlensymptom.

Als wichtiger Nebeneffekt zeigte sich, daß der gerade bei
bestrahlten Krebskranken so gefürchtete Gewichtsverlust in
Grenzen gehalten werden konnte. Während in der Kontrollgruppe jede Frau durchschnittlich 1,2 Kilogramm Körpergewicht verlor, waren es in der Melbrosia-Gruppe lediglich 0,3
Kilogramm.

Eine weitere bemerkenswerte wissenschaftliche Arbeit über
Krebs und Pollen/Gelée royale lieferten die indonesischen
Ärzte Didid Tjindarbumi, Evert Poetiray und Togar Simand-
juntak von der chirurgischen Universitätsklinik in Djakarta.
Sie und ihr Klinikchef Oetama fanden die Arbeiten von
Osmanagić und Feiks interessant genug, um sie zum Nutzen
ihrer eigenen krebskranken Patienten zu überprüfen.

Nach einem Zufallssystem wählten sie 60 Krebskranke (52
Frauen, 8 Männer) in verschiedenen Stadien ihrer Krankheit
aus. Aufgegebene und Inoperable waren ebenso darunter wie
Operierte und Bestrahlte. Alle bekamen dreimal täglich vor
dem Essen ihre Florapoll-Kapsel, ebenfalls eine Pollen-Gelée-
royale-Mischung.

Nach acht Monaten Beobachtung – und die Ärzte plagten
sich nicht nur mit Blut- und Harnanalysen, sondern legten auch
auf die Beurteilung des Aussehens und die Aussagen ihrer
Patienten großen Wert – stellten sie fest:

O Es gab keine Abnahme des Körpergewichts mehr. Nach
   sechs Wochen Florapoll-Behandlung hatte jeder Krebskranke im Durchschnitt 0,6 Kilogramm zugenommen.

O 41 Patienten (70 Prozent) fühlten sich subjektiv besser und erhöhten ihre Aktivitäten: sie waren widerstandsfähiger, machten längere Spaziergänge.

○ 55 Patienten (90 Prozent) registrierten erhöhten Appetit. Dieser hielt bis zur vierten Woche nach der Behandlung an und fiel dann rapide wieder ab. Die zehn Prozent Patienten, die weiterhin ohne Appetit waren, waren die Schwerstkranken.

○ Darmtätigkeit und Stuhlgang (Normalisierung, keine Durchfälle und Verstopfungen im Zuge der Bestrahlungen) verbesserten sich bei 42 Patienten (70 Prozent). Die restlichen 18 Patienten meldeten keine Änderung. Sie hatten schon vor der Behandlung keine Stuhlprobleme gehabt.

○ 60 Prozent der Behandelten meldeten besseren und tieferen Schlaf. Dieser ist besonders für Krebspatienten sehr wichtig. Gerade gute Schläfer verlieren am wenigsten an Gewicht oder nehmen sogar zu.

Die Ärzte bemerkten, daß der Krebstumor von Florapoll »offensichtlich direkt nicht betroffen« wurde, überdies seien »Größenänderungen an Tumoren sehr schwer festzustellen«. Nur drei Patienten klagten über erhöhte Temperatur im Bereich der Krebsgeschwulst, welche Feststellung die Ärzte indes nicht bestätigen konnten.

Gab es Nebenwirkungen? Gerade bei Pollen- und Bienenpräparaten herrscht die Meinung vor, daß Allergien häufig seien, doch in der langjährigen Praxis der Pollenspezialisten fanden sich kaum Pollenallergien, auch nicht bei notorischen Allergikern.

Feiks meldete zehn Prozent von Urticaria (Nesselausschlag). Die indonesischen Ärzte, die ihre Patienten ja acht Monate hindurch beobachteten, fanden keinen solchen Ausschlag, jedoch

○ zwei Fälle von subjektiv erhöhter Körpertemperatur sowie
○ drei Fälle von Schlafstörungen.

Konsequente Behandlungen mit dem Pollen-Gelée-royale-Präparat führte nach jeweils zehn Tagen zum Ende der Beschwerden. Ein einziger Patient weigerte sich wegen heftiger Schweißausbrüche, die Behandlung fortzusetzen [123].

Wenn man abschließend eine Feststellung treffen kann, dann wohl die: Nichts ist für den Krebskranken wesentlicher, als ihm eine positive Einstellung zu seiner Krankheit zu vermitteln. Ihm die Gewißheit zu geben, daß es mit seinem Körper und seiner Seele nicht bergab, sondern bergauf geht. Ich glaube, daß diese Bienenprodukte den Beweis erbracht haben, daß sie dabei dem Krebskranken wesentlich helfen können.

Und im Gegensatz zur Röntgenbestrahlung und zu den Zytostatika (chemische Medikamente, die das Zellwachstum hemmen; freilich nicht nur das der Krebszellen, sondern auch der gesunden) ist in den Produkten von »Doktor Biene« das älteste und wichtigste Prinzip, Nil nocere, wirksam: nicht schaden.

Ein Überlebensmittel?

Das wichtigste Entgiftungsorgan des Körpers ist die Leber. Daß diese bei einem von Homotoxinen überschwemmten Krebskranken schwerst belastet, überfordert und häufig metastasiert (von Krebs-Tochtergeschwülsten befallen) ist, liegt auf der Hand. Jede Chemotherapie, jede Strahlenbehandlung, setzt zusätzliche Stoffe frei, die von der Leber abgebaut werden müssen. Ionisierende Strahlen haben es an sich, daß sie die körpereigene Abwehr schädigen, und das ist neben primären

Verbrennungen die Hauptgefahr bei radioaktiven Zwischen-
fällen.

Wir müssen nicht gleich an weltweite Katastrophen wie etwa
einen Atomkrieg denken – es genügt ein relativ begrenzter
Reaktorunfall, wie dies in den letzten Jahren mehrmals vor-
kam. In Ballungsgebieten können Dutzende, Hunderte von
Menschen betroffen und unter Umständen zu langem Siechtum
verurteilt sein. Klingt es da nicht hoffnungsvoll, wenn Wissenschaftler herausgefunden haben, daß Pollen-Gelée-royale-Prä-
parate eine ungemein entgiftende und regenerative Wirkung
haben? Daß sie der Leber regelrecht die Energie spenden
können, die diese zum Abbauen der Toxine braucht?

Osmanagić hat an nicht weniger als 78 Patienten, die an zum
Teil schwerer Strahlenkrankheit litten (Kontrollgruppe mit
Placebo ebenfalls 78 Patienten)), diese Heilwirkung eindrucksvoll demonstrieren können: »Nach der Anwendung von Melbrosia konnten wir feststellen, daß eine Zustandsverbesserung
verschiedenen Grades bei 88,8 Prozent der Behandelten
erreicht und daß nur bei 11,2 Prozent der gewünschte Effekt
nicht erzielt wurde.« Die Kontrollgruppe zeigte nahezu überhaupt keine Reaktion.

Ich glaube, man sollte sich diese Wirkstoffkombination
merken. Es scheint wirklich ein Überlebensmittel zu sein, nicht
nur in Fällen wie in Three Mile Island...

Qualität ist unersetzbar

Qualität kann durch nichts ersetzt werden – dieser Satz gilt vor
allem in der Heilkunst.

Ich sage ganz bewußt, »Heilkunst«, denn Begabung ist
ebenso unerläßlich wie gute, fundierte Ausbildung. Aber:

»Zum Arzt ist man geboren, und die Begriffe ›Arzt‹ und ›Doktor der Medizin‹ müssen sich nicht decken«, sagte mir Prof. Dr. Gottfried Kellner, Ordinarius für Histologie und Embryologie an der medizinischen Fakultät der Universität Wien. Vor ihm formulierte der Geheime Medizinalrat Prof. Dr. Ernst Schweninger, der an Bismarck die Kraft der Naturheilkunde demonstrierte (andere Ärzte mit ihren schulischen Methoden hatten zuvor versagt): »Ich glaube noch immer, daß die beste Einreihung für uns Ärzte die unter die Künstler ist . . . Der Künstler wird geboren und erlernt dann sein Handwerk . . .« [109].

Nicht Titel und die Zahl der (oft abgeschriebenen) Veröffentlichungen entscheiden über das Können eines Arztes, nicht falsch verstandene Wissenschaftlichkeit und nicht seine Position innerhalb der Ärztehierarchie. Entscheidend ist, was er für seine Patienten tut.

Auf diesem Gebiet schließt Quantität Qualität aus.

So lautet einer meiner ersten Ratschläge an alle, die Hilfe suchen: Raus aus der Tretmühle! Besinnen! Nachdenken! In diesem Do-ut-des-System, in diesem Teufelskreis von Nehmen und Gebenmüssen, kann kaum ein Mensch gesund werden und schon gar nicht im offiziellen Gesundheitssystem mit der Krankenschein-Automatik: Fünf Minuten hat der Kassenarzt für einen Patienten – sonst rentiert es sich nicht.

Man sieht: Von Qualität ist in der offiziellen Medizin selten die Rede. Der Ganzheitsmediziner, der naturheilkundlich Erfahrene (das muß durchaus nicht ein Arzt, sondern kann auch ein Heilpraktiker oder ein Gesundheitsberater sein), sieht den Menschen anders – weil jeder Mensch anders ist.

In den vorhergegangenen Kapiteln habe ich zu zeigen versucht, welch heilsame Wirkung Pollen und Gelée royale – am besten in der bekannten Kombination von Kapselpräparaten –

haben können. Hierin steckt wirklich eine erhebliche Portion Erfahrung, Beobachtung, Kenntnis von der Natur, von kosmischen Zusammenhängen, aber auch Demut, Einsicht in Schicksalhaftigkeiten, Wissen, daß nicht immer alles machbar ist.

Millionen Menschen auf der ganzen Welt, die Wert auf Jugendfrische auch im Alter, auf Spannkraft, Leistungsfähigkeit und nicht nur auf körperliche, sondern auch auf geistige Beweglichkeit legen, nehmen täglich ein Pollen-Gelée-royale-Präparat; viele von ihnen eine Melbrosia-Kapsel. Am besten sollte man sie eine halbe Stunde vor der ersten Mahlzeit unter der Zunge zergehen lassen.

Es muß auch nicht Melbrosin sein. Ich habe dieses wiederholt an mir und Dutzenden Menschen im Bekanntenkreis verwendet, aber es gibt sicherlich auch viele andere gute Präparate. Man muß lediglich darauf achten, daß die verarbeiteten Pollen sauber sind, aber hier reguliert die Natur meistens selbst: giftiger Pollen vergiftet auch die Bienen. Da hat der Imker dann mit einem Volk eben einen bedauerlichen Verlust erlitten – aber er weiß, daß er den Pollen dieses Volkes auszuscheiden hat.

Gelée royale ist das teuerste Bienenprodukt, und daher spart so mancher Produzent. Das aber ist falsch. Unter 30 Milligramm pro Tag nützt Gelée royale nicht. In schweren Fällen muß man die doppelte und dreifache Dosis geben.

Übrigens gibt es nicht nur Kapseln. Als besonderes Stärkungs- und Anregungsmittel nicht nur für Ältere (Herzstützung durch Birnendicksaft), sondern auch für Kinder und Jugendliche (Erkältungskrankheiten, Schulstreß) ist Melbrosin-Propolis entwickelt worden: eine honigähnliche Masse aus Birnensaft, Weizenkeimen, Pollen, Propolis und Gelée royale.

Die Zentraleuropäer sind, wenn es um Gesundheitsfragen geht, eher g'schamig, so kann ich hier die Namen der vielen

Prominenten von Showbusineß und Bühne, die sich mit Pollenpräparaten fit halten, nicht preisgeben. Aber der bereits
erwähnte australische Fernsehstar Hazel Philips, die hochbe-
tagte, aber von unglaublicher Vitalität erfüllte britische Auto-
rin Barbara Cartland und der ermordete ägyptische Staatsprä-
sident Anwar el Sadat dürfen genannt werden.

In England, das eine Menge auf Sport und Fair play hält, ist
»Doping« mit Pollenpräparaten unter Athleten gang und gäbe,
eben weil es sich nicht um Doping, sondern um eine erlaubte
Zusatznahrung handelt. Fußball- und Rugbymannschaften,
Sportschützen, der Boxer Cassius Clay (alias Muhammad Ali),
Gewichtheber, Läufer und Skispringer nützen die kräftigende
Wirkung von Blütenstaub und Gelée royale.

»Schönheit muß von innen kommen.« Diesen Satz prägte der
große französische Naturheiler Maurice Mességué. Er, der
selbst ein Kosmetikimperium kommandiert, meint damit:
Gesichtswässerchen, Masken, Lotionen und Creme können
einer Frau viel helfen. Aber sie sind eben nur Hilfsmittel für das
Gesamtheits-Schönheitsprogramm.

»Gesundheit ist Schönheit« schrieb William Shenstone anno
1764 – und genau das meint Mességué. Mit unreinem Blut,
schlecht funktionierendem Darm, chronischer Nikotin- und
Alkoholvergiftung oder noch schlimmeren, den ganzen Organismus treffenden Krankheiten werden makellose Schönheit,
ein reiner Teint, eine straffe Haut nicht zu erreichen sein.

Wer alles ins Reich der Fabel verdammen will, weil er es für
Einbildung hält, dem sei abschließend ein zumindest diesen
Einwand entkräftender Versuch erzählt. Ein Reitstallbesitzer,
unterstützt von einem Tierarzt, verpaßte seinen Pferden vor
Wettkämpfen als Zusatznahrung Pollen mit Gelée royale. Der
Trainer stellte zu seiner Freude nicht nur fest, daß sich die
Leistungsfähigkeit der Tiere erhöht, die Nervosität gesenkt

und die Konzentrationsfähigkeit stark verbessert hatten, sondern der Tierarzt freute sich ganz besonders über das glänzende Fell und darüber, daß »schadhafte« Hautstellen innerhalb weniger Tage verschwunden waren. Einziger Wermutstropfen: Ein Pferd braucht eine beachtliche Menge Pollen.

Gewiß, und das sollte abschließend noch gesagt werden, läßt sich Gelée royale auch in Kombination mit Honig anwenden. In einem Viertelkilogramm Honig sollten 6 Gramm Gelée royale gelöst (und gleichmäßig verteilt) werden. Nun nimmt man kurmäßig 21 Tage lang täglich morgens auf nüchternen Magen einen Teelöffel dieses Honigs. Man läßt ihn langsam im Mund zergehen, damit die wertvollen Stoffe, wie schon gezeigt wurde, bereits über die Mund- und Zungenschleimhäute wirken können. Wichtig: Diesen Honig sollte man besonders lichtgeschützt und im Kühlschrank bei 4 bis 8 Grad Celsius aufbewahren. So hält er sich Monate. Zwei Kuren jährlich, eine im Frühjahr, eine im Herbst, werden empfohlen.

Gelée royale hat auch eine gute Wirkung auf die Haut, bei Unreinheiten, Akne, Ekzemen, Altersflecken und Narben. Man legt es entweder als Honig (in der oben beschriebenen Mischung) oder in Form geeigneter, von kosmetischen Firmen angebotener Präparate auf.

Geheime Kommandosache Propolis

προπολις

Π πρόπολις τουλΝαΖΑρβεως

Πρό-ωο/μρλδ·-ωαραψλμμωσβορπΤΗω ξαψ πΗιω ιαϳ ευωδϳαμ ατύ
ραιιοσ-ωσοιουσαϳ μαϳαιΗιώ-τδ· ὁγΤώ-ωοξέρω ιαϳμααϳ(χτω·
Τρό-ωϙρδΤΛωμόρΠΙω. ἀϳμλδ·-δ·ϙρμαϳ-πΗλΗϳαμ ἑωϳωωαϳΗλΗ
ϳ·Θϳ ιαϳ οΗολό-ωϙρ ϙΤιωαϳλΗϳ· ἀρΗϳϙλδ·ιαϳ ιΗϫϳρ-ωαλαϳαϳο·ϋ·
ωο-ΘυμϙμρΗάϳρϙ ιαϳμϳχΗμαϲ ϙωΗΤΙ·θϙμόρΗ ϙυρίολϙϳαϳ
λδ·-ωϙρἰ τωϳσ ϙόμαϳϳμ τωρϙμΗϳϙμϕϳϙμϕυϲὶ ιΗϳροϙ δλίω·-

Noch vor kurzer Zeit war die Propolis eine Sache für wenige
Eingeweihte. Sogar offizielle Lebensmittelchemiker und Phar-
mazieprofessoren hielten Propolis für einen Phantasienamen.
Wie hätten sie es auch anders wissen sollen, gehörten doch
weder der römische Naturforscher Plinius [97] noch der griechische Arzt Dioskorides [27] zu ihrer Lektüre.

Nun könnte man noch einwenden, das Bienenkittharz Propolis, ein hochwirksames Antibiotikum, sei eben durch
moderne Pharmazeutika besser zu ersetzen.

Erstens ist Propolis nicht ersetzt worden, denn um etwas zu
ersetzen, muß man es vorher gekannt haben – und das läßt sich
nun von den Pharmazeuten der Gegenwart nicht behaupten.
Und das »besser« stimmt schon gar nicht.

Auch ohne die nun schon langweilig gewordene naturheilkundliche Lamentatio über den Unfug mit Antibiotika läßt sich
sagen: Die Wirksamkeit von Penicillin, Streptomycin, Chlor-
amphenicol und aller anderen Antibiotika (auch sie sind Natur-
stoffe!) in Ehren – viele Krankheiten sind mit ihnen besiegt
worden. Aber ihre rücksichtslose Breitbandanwendung hat
weltweit resistente Bakterienstämme und wuchernde Pilze

entstehen lassen, die der Menschheit noch viel gefährlicher werden können als die vordem auch anders ganz gut zu beherrschenden Bakterien. Mit Propolis wäre das alles nicht passiert.

Hinter der »geheimen Kommandosache« Propolis verbirgt sich das griechische Wort Πρόπολις. Es heißt schlicht »vor der Stadt« und meint metaphorisch die Wächter – jene, die der Kommune feindliche Dinge abwehren.

Und es deutet bereits auf die Verwendung. Die Substanz verhindert, daß Krankheiten in den Stock eindringen. Infektionen haben bei einem Bienenvolk verheerende Wirkungen, und mit Propolis sorgen diese Tiere selbst vor.

Wer den Ausdruck geprägt hat, läßt sich heute nicht mehr feststellen. Man darf als sicher annehmen, daß Varro, Plinius und Dioskorides – diejenigen antiken Autoren, die am ausführlichsten über Bienenprodukte berichteten – aufzeichneten, was schon lange in Gebrauch war. Marcus Terentius Varro schrieb: »Propolis nennen sie [eine Substanz], aus der sie [die Bienen] im Hochsommer beim Eingang des Bienenstocks einen Schutz bauen. Die Substanz wird unter demselben Namen von Ärzten für Salbenumschläge verwendet, weshalb sie teurer kommt als Honig in der Via Sacra« [129].

Varro schreibt auch über das Bienenbrot (den Wabenpollen). Es war schon damals erheblich kostbarer und teurer als Honig und wurde Erithace genannt. Auch Aristoteles kannte es. Obwohl Allrounder (vor allem Philologe, Politiker und Historiker), wußte Varro erstaunlich gut über das Verhalten der Bienen Bescheid, zum Beispiel, daß sie Honig, Pollen, Propolis und Wachs nicht von derselben Pflanze holen.

Plinius unterscheidet gar zwischen drei harzähnlichen Stoffen, nämlich Commosis, Pissoceros und Propolis, und alle drei sind »von beträchtlichem ärztlichen Nutzen« [97; 11,4].

Obwohl kein Arzt, kennt Plinius Propolis doch als Bestandteil ziehender Salben. Er berichtet, daß sie Schmerzen lindert und eingefressene Dornen beseitigt. Galen weiß Propolis ebenso zu benutzen wie Alexander Trallianus und der Frauenarzt Moschion, und der berühmte Dioskorides schreibt: »Propolis [ist zu sammeln], die gelbe und wohlriechende und auch in sehr trockenen Zustand [immer] weiche und leicht mastixähnlich zu streichende [Substanz]. Sie ist sehr warm und hat Zugkraft; sie zieht Dornen und Splitter heraus. In Dampf-[Rauch-]form hilft sie gegen alten Husten, und aufgetragen nimmt sie Flechten weg. Man findet sie bei den Mündungen der Bienenstöcke, und ihre Natur ist wachsähnlich.« Diese Stelle haben wir zu Beginn des Kapitels im Faksimilie abgedruckt – aus einer Handschrift des zehnten Jahrhunderts aus Byzanz (mit freundlicher Genehmigung der Österreichischen Nationalbibliothek, Wien [27; II, 84].

Man wundert sich, daß diese Tradition später unterbrochen wurde. Auch viele zeitgenössische Imker scheinen nicht Bescheid zu wissen, ansonsten sie nicht mit Rundbrief zur Produktion qualitativ hochwertiger Propolis aufgefordert werden müßten.

Immerhin hat sich in den letzten Jahren so etwas wie eine Propolis-Internationale gebildet. Viele an Bienenheilkunde Interessierte sind darangegangen, die sehr unterschiedlichen Ausgangsprodukte zu standardisieren, zu analysieren und neue Anwendungen zu erschließen. Schwerpunkte sind Rumänien, Jugoslawien, die Sowjetunion, Polen. ČSSR, Österreich, Dänemark, Schweden und die Schweiz [4].

Propolis enthält (fast) alles

Bienen kleiden mit Propolis ihren Stock oder ihre Baumhöhle aus und verkitten damit Risse, daher der deutsche Name Kittharz. Die Ausdrücke »Vorwachs« und »Vorstoß« haben sich nicht einbürgern können. Mit Propolis wird das Flugloch verengt und wetterfest gemacht, und alle als Fremdkörper empfundene Gegenstände werden damit überzogen. Das kann ein Leichnam sein, der zu groß ist, als daß er weggeschafft werden könnte, etwa der einer Schlange oder einer Maus. Diese Kadaver werden von den Bienen so geschickt mit Propolis und auch Wachs überzogen, daß sie einbalsamierten Mumien gleichen und somit keine Infektionsgefahr für den Stock darstellen. Es kann sich aber auch um ein Gitter handeln, das der Imker als »Propolisfalle« in den Stock gestellt hat, um ein möglichst reines Produkt (frei von Bienenteilen, Holz und Sand) zu erhalten. Propolis ist das wichtigste Hygienemittel im Bienenstock.

Sie wird hauptsächlich von Pappeln, Roßkastanien und Nadelbäumen, aber auch von Birken, Ulmen, Erlen und Buchen eingebracht. Bevorzugte Sammelzeit sind die Mittagsstunden der Hochsommertage von 10 bis 15 Uhr. Das leuchtet ein. Baumharz ist eine zähe Masse, und die Bienen nützen instinktiv die Zeit der größten Tageswärme, da die Viskosität des Harzes dann am geringsten ist.

Auch ist der Ertrag von Propolis abhängig von der Art der Biene, den klimatischen Bedingungen und den Gegebenheiten des Stockes. *Apis mellifica ligustica,* die in Italien weitverbreitete Honigbiene, gilt als schlechte Propolissammlerin, ebenso *Apis mellifica mellifera,* die »Schwarze Biene«, die in Frankreich daheim ist. *Apis mellifica carnica,* eine speziell in Österreich (auch für den Export) gezüchtete Rasse, die von Züchtern sehr geschätzt wird wegen ihrer Emsigkeit (sie hat zum Nektarsammeln einen besonders langen Rüssel) und ihrer geringen Stechlust, sammelt auch Propolis. Die beste »Propolissammlerin« indes ist die in Osteuropa verbreitete *Apis mellifica caucasica,* die kaukasische Biene.

Die Liste dessen, was man in Propolis alles gefunden hat, ist lang und wird täglich länger; hier ist die Forschung in vollem Fluß. Man hat zwischen 10 und 70 Prozent Harze, 14 bis 40 Prozent Wachs, 2 bis 10 Prozent Öle und 3 bis 25 Prozent unlösliche Bestandteile gefunden. Es kommen vor: Flavone, Betulen, Vanillin und Isovanillin, Zimtsäure und Zimtalkohol, Sorbinsäure, Quercetin, Kaffeesäure, Ferrulsäure, Aminosäuren (meist aus dem Pollenanteil, der an die 5 Prozent beträgt), die Vitamine E, H und P sowie etliche des B-Komplexes, dann Fettsäuren (hauptsächlich Myristinsäure) und eine Menge Spurenelemente wie Zink, Vanadin, Eisen und Kupfer. Zucker (Mono- und Polysaccharide), Glucoside, Tannate, ätherische Öle und Enzyme ergänzen das reichhaltige Angebot. Ist schon Pollen eine Welt für sich – Propolis ist es in erhöhtem Maße. Überspitzt könnte man sagen: Es scheint fast nichts zu geben, was in Propolis nicht enthalten wäre.

Insbesondere in Ostdeutschland haben sich Forscher der Propolis-Inhaltsstoffe angenommen. Schneidewind, Metzner und Mitarbeiter (Luther-Universität Halle an der Saale) haben sich unter anderem mit Pinocembrin (5,7-Dihydroxyflavanon) befaßt und herausgefunden, daß es eine hervorragende Wirkung gegen Schmarotzerpilze entfaltet. Kaffeesäureester zeigen ähnliche Eigenschaften. Es gab Stoffe, die überhaupt zum ersten Mal entdeckt wurden, zum Beispiel Pectolinarisenin (Quercetin-3,3'-dimethyläther), und andere (Salansin, Rhamnocitrin, Sakuranetin, p-Kumarinsäurebenzylester und Pinobanksin-3-Azetat), von denen man inzwischen weiß, daß sie am antibiotischen Wirkstoffspektrum beteiligt sind, [82, 83, 84, 106, 107].

Geht man von den Details weg und betrachtet die »Komposition«, die natürliche Harmonie der Propolis, so versteht man, daß hier Wechselbeziehungen der Pflanzen untereinander zum Tragen kommen. Es sind, allgemein gesprochen, Pflanzeninhaltsstoffe, die einander in ihrer Wirkung ergänzen und potenzieren. Der deutsche Botaniker Hans Molisch und nach ihm von Haller haben sich mit den Phytonziden befaßt. Phytonzide sind Stoffe, die in Pflanzen entstehen und von diesen ausgeschieden werden, um die Wechselbeziehungen mit der Umwelt (Pflanzen, Tieren und Menschen) in Gang zu halten. Ascorbinsäure, Vitamin C, ist zum Beispiel so ein Phytonzid. »Phytonzid« heißt es aus der Sicht der Pflanze, »Vitamin« (also lebensnotwendiger Stoff) aus der Sicht des Menschen.

Von der Pflanze aus gesehen ist Propolis ein Phytonzid. Verschiedene Bäume sondern Harz zu ihrem Schutz nach Verletzungen ab [50]. Die Biene sammelt dieses Harz, gibt Fermente dazu, und dann braucht es der Mensch nur nach der Biene zu sammeln, zu reinigen und anzuwenden. Eine gewaltige, harmonisierende, heilende Kraft steckt in diesem – nun, was soll man jetzt sagen: Pflanzen- oder Bienenprodukt? – Kittharz.

Von Mumien und Tuberkulose

Im alten Ägypten wurde Propolis zum Einbalsamieren von Mumien verwendet, die Griechen legten sie auf Wunden, das alles deutet schon auf die antibakteriellen, antiviralen und antimykotischen Eigenschaften hin. In mehreren Kriegen der Neuzeit hat man Brand- und Schußwunden mit Propolis bestrichen und erreichte damit schnelle und komplikationslose Heilung. In der grusinischen Volksmedizin wird Propolis zur Desinfektion und beschleunigten Heilung des Nabels bei Neugeborenen verwendet. Ältere Herrschaften bereiten eine Paste aus gleichen Teilen Honig, Olivenöl und Propolis und reiben sich damit Zähne und Zahnfleisch ein gegen Parodontose und Karies.

In Europa haben nach dem Zweiten Weltkrieg dänische Forscher festgestellt, daß Propolis den Wuchs von Tuberkelbazillen hemmt. Spätere Untersuchungen ergaben, daß Propolisproben gegen 24 von 39 untersuchten Bakterienstämmen und gegen alle 20 von 20 untersuchten Pilzen (!) wirksam waren. Besonders wichtig: Propolis wirkt gegen Salmonella typhi – einen gerade in der letzten Zeit häufig auftretenden Erreger.

Die slowakischen Forscher Čižmárik und Trupl testeten Propolis an 18 Arten von Hautpilzen (mehr als 40 Stämme) und fanden das Bienenharz in Konzentration (je nach Pilzart) von 0,1 bis 2 Prozent wirksam. In einer weiteren Arbeit berichten sie über die »besonders hohe Wirkung von Propolis auf grampositive Bakterien, insbesondere auf 35 Stämme von Staphylococcus aureus, die aus klinischem Material mit unterschiedlichen Resistenzgrad (bis Multirestistenz) stammen«: Der Extrakt wirkt in zweiprozentiger Konzentration »verläßlich bakterizid«. Auf gramnegative Bakterien ist die Wirkung dagegen »überraschend unterschiedlich« [21, 22].

Der polnische Professor Stanislaw Scheller untersuchte die für lästige Scheidenentzündungen verantwortlichen Mikroorganismen Candida albicans, Candida paracrusei und Candida pseudotropicale. Auch hier wirkt Propolis hervorragend. Die Substanz wird in Form von Vaginalzäpfchen verabreicht. »Der therapeutische Effekt tritt in 14 Tagen ein, man beobachtet keine Rezidive« [106].

Die Bedeutung dieser Entdeckungen kann wahrscheinlich nur ein Hautarzt richtig würdigen. Schmierinfektionen mit Eitererregern sind ein großes Problem, desgleichen Hautpilze (egal ob auf Füßen, Händen oder in der Scheide) und resistente Bakterien dazu. Welche Hilfe kann hier Propolis bringen!

Halt – treiben wir hier nicht den Teufel mit dem Beelzebub aus? Ist nicht etwa diese Propolis noch schlimmer? Wirkt sie vielleicht nicht noch verheerender auf die wichtige Darmflora (bestehend aus »guten« Bakterien) als die anderen Antibiotika?

Keine Gefahr, das wissen Ärzte seit mehr als 2000 Jahren, und ihr Wissen wurde in der Gegenwart vollkommen bestätigt. Es gibt keine Gewöhnung an Propolis in dem Sinne, daß im Körper resistente Bakterienstämme gezüchtet würden. Es gibt keine Nebeneffekte – außer: etwa ein Prozent der Patienten entwickeln Allergien, insbesondere gegen im Harz enthaltene Pollen. Da muß man sofort absetzen, dann hören die Beschwerden auf. Mit dieser einzigen Ausnahme sind keine Nebenwirkungen bekannt. Und die Medizin verwendet Propolis überdies zur Regelung der Darmfunktion.

Wahrscheinlich ist Propolis sogar in einem Bereich wirksam, wo es bisher wenig Hilfe gab. Wie Osmanagić in einem Großversuch an der Universität Sarajevo [92] zeigen konnte, wirkt Propolis (in diesem Fall wurde es in Honig gelöst gegeben) vorbeugend gegen Grippe und Schnupfen. 63 von 220 Studenten meldeten sich zum Vorbeugetest. Das war 1976 während der großen Hongkonggrippeepidemie, an der in manchen Gegenden bis zu zwei Drittel der Bevölkerung erkrankten. Nach Ende der Epidemie stand fest: Von den Propolis-Essern waren nur sechs erkrankt (9 Prozent), von denen die Hälfte allerdings bereits drei Tage nach Beginn der Behandlung (»eine zu kurze Zeit, um die günstige Wirkung von

Propolis zum Zug kommen zu lassen«, schrieb Osmanagić) erkrankten. Es kann also angenommen werden, daß eine Infektion schon vor dem Versuch vorlag. Von den 157 Studenten der Kontrollgruppe erkrankten 61 (38,8 Prozent). Das läßt den Schluß zu, daß Propolis auch gegen Viren, vielleicht sogar gegen Virenbruchstücke, wirkt. Auch Bruchstücke von Viren können noch pathogen sein.

Eine besonders unangenehme Art sind die Herpes-Viren. Sie verursachen unter anderem Herpes zoster (Gürtelrose), Herpes genitalis und Herpes labialis (Stomatitis aphthosa), jenen lästigen Bläschenausschlag auf Mundschleimhaut, Lippen und im Mundbereich, gegen den es bisher nichts Wirkungsvolles gab. Korrekt sollte man sagen: Mitverursacht, denn auch hier unterscheidet sich die Auffassung der Ganzheitsmedizin grundsätzlich von der schulmedizinischen Einwegchemotherapie. Diese nimmt irgendeine chemische Substanz und versucht, den Krankheitserreger zu vergiften; der Ganzheitsmediziner indes weiß, daß der Erreger einen entsprechenden Boden vorfinden muß, um gedeihen zu können, und versucht daher, das Milieu gesund beziehungsweise für den Erreger unverträglich zu machen.

Herpes-Krankheiten sind also zwar nicht lebensbedrohend, aber lästig. Die Bläschen sind schmerzhaft und jucken. Um das Milieu zu sanieren, wird man um eine eiweißarme Diät (einen Arzt für Naturheilverfahren konsultieren!) nicht herumkommen, aber was den Erreger betrifft, kann man sich selbst helfen – mit Propolis.

Der früher schon erwähnte – Primarius Franz Klemens Feiks vom Spital Klosterneuburg hat bei Ulcus-Krankheiten so gute Erfolge mit Propolis erzielt, daß er es – obwohl das gar nicht sein Hauptarbeitsgebiet ist – auch bei Herpes zoster anwendete [36]. 21 Patienten legte er einmal täglich eine fünfprozentige

Propolislösung auf deren Bläschen auf. »Bei allen verschwanden die Schmerzen innerhalb von 48 Stunden und kamen nicht wieder. Nur drei Patienten berichteten später von Juckreiz. Bei 19 Patienten heilten die Bläschen ohne Rückfall, nur bei zwei Patienten kamen sie wieder«, kommentierte er seine Ergebnisse. Bemerkenswert war auch, daß sich das Aufsprühen der Propolislösung viel weniger wirksam zeigte: »Wir bevorzugten einen Pinsel«, schrieb Feiks. Propolis in standardisierter alkoholischer Lösung, zum Beispiel als Propoliselixier, ist dafür die geeignete Form. Je nach Provenienz enthalten die handelsüblichen Lösungen 5, 7,5 oder 10 Prozent Propolis. Der schmerzlindernde Effekt tritt nahezu sofort auf, die vollständige Ausheilung dauert begreiflicherweise länger.

Die lästige Akne

Propolissalbe hilft, wie schon Plinius wußte, bei schlecht heilenden Wunden, Geschwüren und Nervenleiden (an Gürtelrose sind die Nerven mitbeteiligt!). An russischen Kliniken werden hochwirksame Brandsalben verwendet, die Propolis enthalten.

Dieses komplexe Bienenprodukt nützt nicht nur bei schweren Verbrennungen, sondern ebenso bei einem weiteren Hautproblem, der Akne.

Nicht nur Mädchen in den Entwicklungsjahren sind davon betroffen. Aus Wien wird über eine 45jährige Frau berichtet, die seit ihrem fünfzehnten Lebensjahr, also dreißig Jahre lang, an einer schweren Form von Akne (Akne conglobata) am Kinn litt. Dutzende Hautärzte und Kliniken hatten sich an ihr versucht, mit dem gesamten Rüstzeug der modernen Medizin. Man hatte weder mit Antibiotika noch mit Cortison gespart.

Erst die Wiener Ärztin Dr. Edith Lauda versuchte es mit Propolis, und schon »nach zweimaliger Behandlung waren die infiltrierten Hautpartien entzündungsfrei«. Nach wenigen Wochen war die Akne vollkommen abgeheilt.

Daraufhin wurden weitere 59 Patientinnen, die zum Teil seit Jahrzehnten an Akne litten, analog behandelt. Mit Propolissalbe und Propolistinktur konnten nicht weniger als 57 geheilt werden!

Ein Paradefall von Ischialgie

Noch ein Fall verdient Erwähnung. Er demonstriert besser als viele andere die Nervenwirksamkeit von Propolis, die schon die Ärzte der Antike schätzten.

Der Schwede Bertil Westerlund zog sich als Dreizehnjähriger eine Wirbelsäulenverletzung zu. Ein Jahr später traten heftige Schmerzen auf. Sie wurden bisweilen besser, kehrten aber immer wieder zurück. Als er 46 war und ihm kein Arzt und kein Spital helfen konnte, schickte man Bertil in Frühpension.

Das ist die typische Reaktion des Sozialstaates. Eine Ischialgie, die dreiunddreißig Jahre lang jeder Behandlung widersteht, ist in diesem System nicht vorgesehen. Irgend etwas mußte geschehen (»Ut aliquid fit«, hieß das in der klassischen Wiener medizinischen Schule, »damit etwas geschieht«), also schickte man ihn in Pension.

Damit war zwar das Gewissen der Beamten befriedigt, nicht aber waren Westerlunds Schmerzen beseitigt.

Eines Tages konnte er nicht mehr aus dem Bett. Seine Frau mußte ihn herausheben, stützen und anziehen. Um Zigaretten zu holen, 25 Meter von seiner Haustür entfernt, brauchte er 20 Gehminuten. Jetzt war Bertil Westerlund ein Schwerinvalider.

Glücklicherweise hatte ein Freund von der neuen Propolissalbe aus Österreich gehört. Er überredete Bertil zu einem Versuch – und damit war der Schwede gerettet. Drei Tage Behandlung, drei Tage lang Salbenumschläge, und Bertil konnte wieder gerade gehen. Ein paar Tage später waren die Schmerzen weg, für immer.

Apropos Salbenumschläge: Oben wurde erwähnt, daß die alten Ärzte diese ganz besonders schätzten. Sie wußten schon, warum.

Tennisarm: 80 Prozent geheilt

Eines der besten Beispiele für die Wirksamkeit von Propolissalbe ist ein weiteres Leiden, gegen das die Schulmedizin entweder gar nichts weiß oder fast immer die Operation empfiehlt: Tennisarm. Das ist eine sehr schmerzhafte Entzündung von Muskel, Sehne, Sehnenscheide (oder allem zusammen) im Ellenbogenbereich. Nicht nur Tennisspieler leiden darunter, sondern viele, deren Unterarme stark belastet sind: Stenotypistinnen, Hausfrauen, Photographen. Hier gibt es nun mit Propolissalbe außerordentliche Erfolge. Man muß die Salbe nur dreimal täglich dick auftragen; in hartnäckigen Fällen wird man um Salbenumschläge (zweimal täglich erneuern) nicht herumkommen. Nach anfänglicher Zunahme der Schmerzen tritt meist am dritten Tag eine spektakuläre Besserung auf, und nach einer Woche sind die Schmerzen meist ganz verschwunden.

Wichtig ist, daß der Arm ruhiggestellt wird und daß man sich mit Bewegungen der kranken Sehne zurückhält. Und auch nach Schmerzfreiheit sollte man den Arm noch schonen, so lange es geht.

In mehr als 80 Prozent auch der hartnäckigsten Fälle brachte die Propolissalbe den heißersehnten Erfolg.

Was mich als Autor besonders freut: Obwohl *Doktor Biene* keine wissenschaftliche, sondern »nur« eine populärwissenschaftliche Publikation ist, haben doch auch Ärzte dazu gegriffen, gemäß dem Paracelsus-Prinzip »Scheue dich nicht, beim gemeinen Manne nachzufragen, ob ein Ding zum Heilmittel geeignet sei«. Etliche haben mich nach der Veröffentlichung des Taschenbuches angerufen oder mir geschrieben, daß sie die Heilwirkungen von Propolis nur bestätigen können. So hat etwa die Wiener praktische Ärztin DDr. Hentschel-Winkler Propolissalbe für die Behandlung von Tennisarm in ihr Heilrepertoire aufgenommen, zum Nutzen zahlreicher Patienten, die vordem weder Linderung noch Heilung erhoffen konnten.

Von Propoliseinpinselungen und Propolissalben ist bei Sehnenscheidenentzündungen auch an anderen Stellen des Körpers Linderung zu erwarten, so auch bei den meist sehr schmerzhaften Schleimbeutelentzündungen.

Magengeschwüre verschwinden

Auch in der inneren Medizin hat Propolis ihren Platz. Primarius Feiks aus Klosterneuburg, von dem schon die Rede war, hat sich sehr früh für Propolis interessiert. Die alten Ärzte hatten Darmgeschwüre damit behandelt, weshalb sollte das im zwanzigsten Jahrhundert nicht möglich sein?

Im Klosterneuburger Spital beobachtete der Primarius 294 Patienten, die dort wegen Ulcus ventriculi oder Ulcus duodeni (Geschwür des Magens oder des Zwölffingerdarmes) in Behandlung waren. Einer Gruppe, insgesamt 108 Patienten, gab er zusätzlich zur üblichen Behandlung jeweils 15 Minuten vor den Mahlzeiten fünf Tropfen Propolistinktur in einem halben Glas Wasser zu trinken. Die Kontrollgruppe von 186 Patienten bekam die normale Behandlung, jedoch ohne Propolis.

Klinische Beschwerdefreiheit trat ein bei

	Propolis-Patienten	Kontrollgruppe
unter 3 Tagen	70%	10%
3 bis 7 Tage	17%	15%
7 bis 14 Tage	5%	30%
über 14 Tage	3%	25%
nicht	5%	20%
spätere Operation nötig	5%	15%

Nicht nur schnellere Heilung, sondern auch nachhaltigere, das war das spektakuläre Ergebnis dieses Propolis-Großversuches. Feiks resümiert: »Es waren also nach zwei Wochen nicht nur mehr als 90 Prozent der Propolis-Patienten gegenüber 55 Prozent der Kontrollen beschwerdefrei, es ergab sich auch, daß die Zahl der notwendigen Operationen im Laufe des Krankenhausaufenthaltes auf ein Drittel gesenkt werden konnte« [37, 39].

Das ist eine Wirkung, die primär im Interesse der Patienten liegt – aber gewiß auch in dem der Spitalserhalter und Krankenkassen. Das wäre ein Weg, die Zahl und Dauer der Krankenstände zu senken, vielleicht sogar ein Weg, die der Operationen zu verringern. Resignierend muß jedoch gesagt werden: Seitens der Gesundheitsbehörden hat sich noch niemand dafür interessiert.

»Von zwei Ärzten ist immer derjenige der bessere, der mit dem schonenderen, weil weniger eingreifenden Mittel zum Ziele kommt«, wußte schon Hippokrates. In seiner Ambulanz behandelte Feiks 15 Ulcus-Patienten (nicht im obigen Großversuch erfaßt) ausschließlich mit Propolistinktur – sonst mit nichts! Ergebnis: 14 wurden gesund. Nur einer mußte später in ein Spital eingewiesen werden.

Feiks: »Eine Patientin kam im Alter von 81 Jahren in meine Behandlung. Sie hatte seit ihrem 69. Lebensjahr ein callöses Ulcus ventriculi [Magengeschwür]. Aus kardialen Gründen [Herz] wurde sie nicht operiert. Die jährlichen Röntgenkontrollen hatten das Ulcus stets unverändert gezeigt. Nach einer sechswöchigen Kur [ambulant] in der angegebenen Weise nur mit Propolistinktur war das Ulcus röntgenologisch abgeheilt. Es trat in der Folge nicht wieder auf, und als die Patienten im Alter von 85 Jahren an einem apoplektischen Insult [Schlaganfall] verstarb, war bei der Obduktion lediglich eine Narbe zu sehen« [39].

In Tierversuchen [75] wurde inzwischen festgestellt, daß Propolis auch das Immunsystem des Körpers anregt, ihre Verwendung in der internen Medizin daher gerechtfertigt ist. Fang Chu, ein Arzt des Huaibei-Spitals in Lienyungkang, Provinz Kiangsu, China, hat weitere Beweise zu diesem Thema.

Aus einer Eingebung heraus hat Fang Chu 45 Patienten, von denen er wußte, daß sie stark erhöhtes Blutfett hatten (darunter Herzkranke, auch nach Infarkten, Hypertoniker und Arteriosklerotiker), einen Monat hindurch dreimal täglich eine Kapsel mit 0,3 Gramm Propolis gegeben. In allen Fällen, so konnte Fang Chu feststellen, ging der Fettspiegel im Blut zurück. »Darüberhinaus wurde ein günstiger Einfluß auf das Herz, auf die Gefäßwände und den gesamten atherosklerotischen Symptomenkomplex registriert« [35].

Ärger mit der Wirbelsäule

Auch Primarius Dr. Eckl vom Krankenhaus Reutte in Tirol buchte in einem Test – sogar einem Doppelblindversuch! – einen neuerlichen Erfolg für Propolis, und zwar auf einem sehr wichtigen Feld: dem des HWS- und BWS-Syndroms, bei Muskelschmerzen, Lumbago und Arthritis. (Für die Glücklichen, die nie darunter gelitten haben: Unter HWS- und BWS-Syndrom versteht man verschiedenste Beschwerden, die bis zu hartnäckigen, durch nichts zu bekämpfenden Kopfschmerzen reichen können, verursacht von allerlei Unregelmäßigkeiten im Bereich der Hals- und Brustwirbelsäule. Das reicht vom »Peitschenschlageffekt« nach Auffahrunfällen bis zur Spondylarthrose, von simplen Verspannungen im Muskel- und Sehnenbereich bis zur langjährigen Diskopathie [Bandscheibenschaden].)

28 Patienten bekamen Propolissalbe, eine zweite Patientengruppe (ebenfalls 28 Personen) bekam eine wirkstofflose Salbe, ein Placebo. Auch die Ärzte wußten nicht, welche Salbe sie anwendeten. Und das ist das Ergebnis:

	Salbe 41	Salbe 42
eindrucksvolle Besserung nach 2 bis 7 Behandlungstagen	14	5
mäßig gebessert nach 1 bis 5 Tagen	10	14
nicht gebessert	4	9

Die wirksame, Propolis enthaltende Salbe mußte, das ist leicht erkennbar, Nr. 41 gewesen sein, Salbe 42 war das Placebo. Chefarzt Eckl: »Im Doppelblindversuch war eine deutliche Überlegenheit der Salbe 41 in den Fällen mit eindrucksvoller Besserung (14 : 5) und in den erfolglos behandelten Fällen

(4 : 9) zu verzeichnen... Unsere bisherige Erfahrung mit Melbrosin-Massagecreme wurde damit bestätigt: schnelle und deutliche Schmerzlinderung, Verminderung der Morgensteifigkeit bei peripheren Gelenkkrankheiten, gute Verträglichkeit« [32].

Zahlreiche Ärzte berichten über diese Massagecreme gleiche Erfolge. So etwa der Münchner Dr. Werner Kleine, der viele Patienten mit seit Jahren schmerzhaften Hüft- und Kniegelenken (Arthrosen, also Abnützungs- und Degenerationserscheinungen, waren genauso darunter wie akute Fälle von Arthritis) behandelte. In den meisten Fällen gelang ihm Schmerzfreimachung innerhalb einer Woche. Wo keine Ausheilung zu erzielen war (16 Prozent der Fälle), gingen die Schmerzen immerhin signifikant zurück.

Der Betriebsarzt einer großen Wiener Autofirma, deren Arbeiter ebenfalls unter chronischen Arthritiden (vor allem Gonarthritis, also Kniegelenkentzündung) leiden, verwendet Propolissalbe seit Jahren mit gutem Erfolg.

Und weil wir schon bei den Beinen sind: Russische Fußpfleger »ziehen« seit Jahrzehnten Hühneraugen damit, ebenso wie praktische Ärzte vieler Länder damit akute und chronische Krampfadern behandeln (nur leicht auftragen, nicht massieren!) oder Dermatologen sie gegen eingerissene oder von Pilzen »angefressene« Zehennägel verwenden.

Wenn Sie als Mann oder Frau reiferen Alters unter den sehr lästigen »Crampi« leiden, worunter man Gefäßkrämpfe im Zuge peripherer Durchblutungsstörungen versteht, wie sie vorzugsweise am Abend und in den Beinen auftreten, dann sind Sie mit Propolissalbe bestens bedient. Die müssen Sie – im Gegensatz zur Anwendung bei Krampfadern – kräftig einmassieren. Am besten jeden Abend vor dem Schlafengehen, dann hat die Propolis über Nacht Zeit zu wirken.

Propolis gegen Entzündungen im Mund

Auch am anderen Ende des Körpers ist Propolis nützlich.

Von der heilenden Wirkung auf schmerzende Aphthen (Fieberbläschen) wurde bereits berichtet, aber es hilft nahezu überall: in den Augen bei Bindehaut- oder Lidrandentzündung (zwei Tropfen Propoliselixier in ein Augenglas [Augenwanne] mit lauwarmem Wasser, mehrmals täglich spülen), bei Gerstenkorn (Propolissalbe mehrmals täglich dünn auftragen).

Ebenso wirkt sie im Ohr, wobei Entzündungen des inneren und mittleren Ohres begreiflicherweise weniger gut ansprechen, aber bei Abzessen im äußeren Gehörgang hat sich das Mittel bewährt. HNO-Ärzte, die Propolis entgegen ursprünglicher Vorurteile versuchten, sind von der wundheilenden Wirkung der Salbe nach kleineren chirurgischen Eingriffen am Ohr erstaunt.

Im Nasen-, Rachen- und Halsraum entfaltet Propolis ebenfalls seine desinfizierende und wundheilende Kraft. Angina, alle Arten von offenen Stellen, Gingivitis, Zahnschmerzen, Zahnfäule, Mundgeruch (foetor ex ore), Stinknase (Ozaena) und viele andere Beschwerden sprechen gut auf Propolis an. Die lästige Zivilisations- (oder Degenerations-?)Krankheit Parodontose, der Zahnfleischschwund, kann bisweilen mit Propolis geheilt, meist jedoch gebessert werden. Hierfür wurde ein eigenes Propolisgel entwickelt. Es enthält das Bienenheilprinzip in wasserlöslicher Grundlage – denn das Kauen von roher Propolis oder das Einschmieren des Zahnfleisches mit fetter Salbe ist nicht jedermanns Sache. Das Gel wird einfach mit dem Finger aufs Zahnfleisch aufgetragen und unter leichtem Druck einmassiert. Für die Bekämpfung von Rachenkrankheiten (Tonsillitis, Laryngitis) empfiehlt sich Gurgeln: ein paar Tropfen Propolislösung in ein Glas lauwarmen Wassers. Oder man nimmt, was noch einfacher ist, bei Bedarf ein Propoliskaubonbon. Man lutscht es, läßt es im Mund zergehen und speichelt damit seine Mandeln und den Kehlkopf mit dem mit Propolis vermischten Speichel ein, eine körperfreundliche, mithin optimale Anwendung, die auch nach Mandeloperationen zu empfehlen ist: sie beschleunigt die Wundheilung.

Für Zahnschmerzen ist prinzipiell der Zahnarzt zuständig; aber Sie können der Karies mit einer neu entwickelten Zahnpasta, die Propolis enthält, recht gut vorbeugen. Die schmerzstillenden und entzündungshemmenden Eigenschaften von Propolis helfen oft auch in Fällen von plötzlichem Zahnschmerz, wenn gerade kein Arzt in der Nähe ist. Man reibt das Zahnfleisch rund um den schmerzenden Zahn mit Propoliselixier oder -gel ab und massiert sich ein bißchen Salbe – in den Nacken.

In Rumänien wurden umfangreiche Versuche mit zwanzigprozentiger alkoholischer Propolislösung (Bepinseln) gegen Parodontose gemacht; die Autoren [123; 35] berichten von »ermutigenden« Ergebnissen: »Nach der Behandlung war die Beweglichkeit der Zähne reduziert.« An jugoslawischen Kliniken verwendet man seit langem eine ätherisch-alkoholische Lösung von Propolis (Stomapin) nach Zahnextraktionen und Operationen, um die Schmerzen zu reduzieren und die Heilung zu beschleunigen [123; 55].

Hilft – nicht immer – bei Schuppenflechte

Was Propolis gegen Hautkrankheiten vermag, wurde schon mitgeteilt. Es gibt bereits ein eigenes, propolishaltiges Gesichtswasser (Salvaskin, Melbroskin) gegen Akne, unreine Haut und Talgprobleme (Seborrhöe).

Ein ernstes Problem ist die Schuppenflechte, Psoriasis. Manche Psoriatiker sprechen auf die Behandlung mit Propolissalbe sehr gut, andere überhaupt nicht an.

Fang Chu, oben bereits zitiert, hat Propolis 160 Psoriatikern intern, also zum Einnehmen, gegeben: dreimal täglich 0,3 Gramm durch drei Monate hindurch. Er berichtet: »37 Patienten wurden vollständig geheilt, der Zustand von 17 hat sich gebessert, bei 58 war keine Änderung zu bemerken, und in 48 Fällen trat eine Verschlechterung ein. In nachfolgenden Tests ergab sich, daß Propolis keine Verschlechterungswirkung hatte.« Dies muß hinzugefügt werden, weil sonst der Eindruck entstehen könnte, daß in manchen Fällen von Psoriasis vielleicht Propolis eine negative Wirkung haben könnte. Das ist nicht der Fall. Ohne Propolis hätten sich vermutlich noch mehr Verschlechterungen ergeben [35].

Hautärzte wissen, daß Psoriatiker sich diät verhalten sollten (keinen Alkohol, kein Nikotin, wenig Eiweiß, und wenn, dann nur höchstwertiges). Die Schuppenflechte geht oft mit arthritischen, rheumatischen und Leberbeschwerden einher. Da die positive Wirkung von Propolis, Pollen und Gelée royale auf das Blut, die Leber und das für das Gesundsein ganz wichtige RES (Retikulo-Endotheliales-System) erwiesen ist, empfiehlt sich auch das Einnehmen von Tropfen, dreimal täglich fünf Tropfen in einem halben Glas Wasser, am besten vor den Mahlzeiten. Übrigens: Hepatitis (auch Serum-Hepatitis A und B), also Leberentzündung, Gelbsucht (Ikterus) und andere Leberbeschwerden dürfen Sie getrost mit Propolis behandeln. Das wird häufig eine Intervention des Arztes zwar nicht unnötig machen, aber flankierend helfen [55].

Harz heilt Hämorrhoiden

Ein Problembereich für viele, die sitzende Berufe ausüben, sind Leber und Pfortader. Über Hämorrhoiden redet niemand gern, und haben will sie schon gar niemand. Auch hier ist Propolis richtig.

In den Alpen, in Rußland, in Frankreich und in den Wäldern des Nordens hat sich die Tradition erhalten, Hämorrhoidensalben aus dem Harz vieler Bäume zuzubereiten: Fichte, Tanne, Lärche, Birke. Solche Harzsalben sind zuverlässige Helfer, wenn die Schmerzen unerträglich sind. Propolissalbe wirkt genauso, wenn nicht besser. Man sollte sie, wenn erforderlich, auch einführen. Zusätzlich bedenke man, daß der Darm feuchtes Milieu liebt; häufiges Waschen, unbedingt nach dem Stuhlgang, nützt fast ebensogut. Blähende Speisen und Alkohol sind zu vermeiden.

In der Chirurgie periproktischer Abszesse, Hämorrhoiden und Analfisteln hat man mit in Rizinusöl gelöster Propolis sehr gute Erfahrungen gemacht. 87 Prozent Frischoperierte berichten, daß schon zehn Minuten nach der Behandlung der Wunde mit diesem Rizinus-Propolis-Öl die Schmerzen verschwanden oder signifikant nachließen [123; 60]. An der Klinik dieser Chirurgen (welche, wurde nicht mitgeteilt) wird diese Form der Wundnachbehandlung seit zwanzig Jahren praktiziert.

Propolis pro Prostata

»Propolis für die Prostata« heißt dieser Abschnitt. (In der Nähe der Vorsteherdrüse befinden sich die Hoden, die Blase und die Nieren, auch auf diese Organe zeigt Propolis eine gute Wirkung.)

132 Geheime Kommandosache Propolis

Der sowjetische Wissenschaftler V. F. Orkin (»die antibakteriellen, entzündungshemmenden und regenerativen Eigenschaften der Propolis sind der sowjetischen Medizin seit langem bekannt«) hat zehn Patienten mit mindestens drei Jahre dauernder chronischer Prostatitis (Symptome: Vergrößerung der Drüse, Schmerzen in der Blase und erhöhte Leukozytensekretion) mit Propoliszäpfchen behandelt. Ein Zäpfchen enthielt 0,1 Gramm Propolis und 2 Gramm Kakaobutter, und jeder Kranke mußte während dreißig Tagen abends ein Zäpfchen nehmen. Die Kur wurde ein- bis zweimal wiederholt, mit ein- bis zweimonatigen Pausen. Sechs Patienten wurden geheilt, vier gebessert [88].

Im Akutfall, so haben andere Wissenschaftler festgestellt, gibt man mehrmals täglich zehn Tropfen Propoliselixier in einem halben Glas Wasser (oder zehn Kaubonbons). Nach drei Tagen kann die Dosis auf ein Drittel reduziert werden, die Behandlung sollte jedoch mindestens zehn Tage dauern.

Man wird sich nun nicht wundern, wenn man erfährt, daß Propolis auch ein Darmregulans ist. Gegen Stuhlverstopfung und Darmträgheit wurde ein Propolis-Lactose-Präparat (Milchzucker als Träger) neu entwickelt. Gerade für ältere Menschen und für Schwerkranke ist dieses milde, aber doch nachdrücklich wirkende Darmregulans geeignet.

Nicht nur in Fällen hartnäckiger Verstopfung, sondern auch bei Durchfall und jenen unregelmäßigen Stühlen, wie sie für antibiotikageschädigte Därme und Strahlenkranke typisch sind, hat sich dieses Präparat bewährt. Man sollte dreimal täglich eine Kapsel zwei Wochen lang nehmen. Danach ist man den Ärger entweder los und kann aufhören, oder man setzt mit reduzierter Dosis fort. Sie können drei Kapseln täglich unbesorgt weiternehmen, Ihrer Gesundheit schadet das gewiß nicht.

Und weil wir schon in dieser »Gegend« sind: Auch der »Wolf«, der nach langen Fußmärschen mit heftiger Schweißproduktion gern zwischen den Oberschenkeln heult, wird unter dem Einfluß von Propolissalbe schon am zweiten Tag sanft wie ein Lämmchen.

Einige Naturheiler wollen beobachtet haben, daß Propolis auch gegen Haarausfall wirkt. Das soll nicht bestritten, aber auch nicht behauptet werden, mir ist kein Fall bekannt. Dagegen wirkt es roborierend (kräftigend) bei älteren Mitbürgern, vor allem in Form des Melbrosin-Propolis-Präparats, das zusätzlich das Herz stärkt und bei Herzwassersucht eine ausgesprochen ableitende Wirkung zeigt. Schlaflosigkeit, Nervosität, Abgespanntheit, Müdigkeit – dafür ist das genannte Präparat genau richtig! Es regelt mitunter sogar den Blutdruck, was gerade in der Altersheilkunde erwünscht ist. Es hat zwar keinen kurativen, aber doch einen ausgeprägt prophylaktischen Effekt auf atherosklerotische Prozesse.

Propolis hilft auch den Frauen

Wegen seiner schmerzlindernden und die Menstruation regelnden Wirkung wurde Propolis schon im Altertum angewendet. Das ist auch noch heute üblich. Man nimmt gegen Dysmenorrhöe und Amenorrhöe zweimal täglich je fünf Tropfen Propolistinktur in etwas Wasser oder fünf Kaubonbons. Eierstock- und Tubaentzündung wird ebenso mit Tropfen (innerlich) wie auch äußerlich durch Salben oder Salbenumschläge auf die schmerzenden Stellen behandelt.

Der bereits zitierte polnische Forscher Stanislaw Scheller berichtet zudem über die hervorragende Wirkung von Propoliszäpfchen bei Vaginitis (Scheidenentzündung), Leukorrhöe

(Weißfluß) und anderen bakteriellen oder von Pilzen verursachten Infektionen des weiblichen Genitaltraktes [105].

Der polnische Dozent Henryk Suchy und seine Frau, Maria Suchy, die die gynäkologische Abteilung des Spitals in Goczalkowice Zdroj leiten, haben sich mit der häufigen Infektionserkrankung Trichomonasis vaginalis befaßt. Sie verwendeten entweder 30-mg-Propolis-Tabletten, mit Propolislösung getränkte Tampons oder Propolis-Vaginalzäpfchen. Von 48 Patientinnen konnte Suchy 42 vollständig heilen; nur sechs sprachen auf die Propolistabletten überhaupt nicht an. Auch auf andere pathogene Keime wirkt Propolis hemmend [115].

Schließlich haben Henryk und Maria Suchy Propolis und das Pollen-Gelée-royale-Präparat Melbrosia p.l.d. gegen klimakterische Beschwerden mit ausgezeichnetem Erfolg angewendet. Propolis hat sich, in Salbenform, äußerlich auch bei Brustdrüsenentzündungen, bei Decubitus (Wundliegen), Craurosis vulvae und Colpitis senilis bewährt [116].

Inzwischen gibt es eine Art Propolis-Internationale. Die bekanntesten Forscher auf diesem Gebiet kommen regelmäßig zusammen. Eine der Tagungen fand 1980 in Bukarest statt. Kongreßvorsitzender war der Präsident des Welt-Bienenzüchter-Verbandes »Apimondia«, Professor Dr. Ing. V. Harnaj.

Einer dieser Forscher ist der dänische Imker und Biologe K. Lund Aargard. Er berichtete, daß er eine plötzliche Halsentzündung mit einer wäßrigen Propolislösung innerhalb weniger Stunden kuriert habe. Auch bei einer später auftretenden schweren Augenentzündung bewährte sich Propolis. Das war 1967. Seither hat Aargaard an mehr als 16 000 Skandinaviern Propolis angewendet, mit bestem Erfolg. Ihm ist es auch zu verdanken, daß es neuerdings einen Propolis-Standard (»Propolis in Propolinqualität«) gibt. Der Gewichtsunterschied von gereinigter zu roher Propolis beträgt oft bis zu 30 Prozent – und Aargard meint, daß das »Herausholen« der Propoliswirkstoffe und das Entfernen der Verunreinigungen (Sand, Holz, Wachs) den therapeutischen Effekt erhöht.

Weich wie Wachs

Seit alters her ist Wachs ein Synonym für Weichheit und Formbarkeit. Des Wachses indogermanische Wurzel ist *ueg*- und bedeutet »Weben« oder »Gewebe«. Gibt es etwas Schöneres als das von Bienen Gewebte?*

Das Wachs tritt an der Unterseite des Bienenhinterleibes aus den Wachsdrüsen aus. Auch andere Insekten scheiden Wachs aus, Blattläuse etwa oder die Hummeln. Ebenso gibt es Pflanzen, die Wachs absondern.

Bienen produzieren Wachs durchaus nicht immer. Es stammt, wie bereits gesagt wurde, von den Baubienen (Bienen zwischen dem elften und dem achtzehnten Lebenstag). Stört man das Gefüge des Bienenvolkes, indem man zum Beispiel alle Wachsbienen aus dem Stock entfernt, so wird das Gleichgewicht innerhalb von zwei bis drei Tagen wiederhergestellt.

Karl von Frisch hat das in eindrucksvollen Versuchen nachgewiesen. Er nahm einem Volk alle Altbienen weg, womit der Rest dem Hungertode ausgesetzt schien, denn nur Altbienen sammeln Honig und Pollen. Es gab zwar beträchtliche Verluste durch verhungerte Bienen, aber am dritten Tag hatte sich das Volk umgestellt. Die Futtersaftdrüsen junger Ammenbienen verkümmerten, und innerhalb weniger Stunden zogen die Jungtiere los, um Nektar und Pollen einzubringen. In einem zweiten Versuch zeigte Frisch, daß ein Volk, dem er die Baubienen weggenommen hatte, dennoch imstande war, Waben zu bauen. Mit Hilfe besonders nährstoffreicher Kost

* Zum gleichen Stamm gehören: Wabe, Wespe, Wacholder, Wickel, Wieche (Docht), Wocken (Spinnrocken) und wichsen [76; 830].

wurden ältere Bienen in die Lage versetzt, wieder Wachs auszuscheiden; die Wachsdrüsen hatten sich unter dem Druck der Bedürfnisse regeneriert [43].

Zur Zeit höchster Aktivität und entsprechend höherer Temperatur (bei der das Wachs leichter fließt) baut ein Volk eine ganze Wabe mitunter in einer Nacht. Die Biene nimmt die Wachsschuppen, die aus der Wachsdrüse austreten, mit ihren Füßen ab und knetet sie mit den Beißwerkzeugen zu einem Klümpchen. Viele Bienen helfen, damit eine Wabe werde. Man braucht etwa hundert für eine einzige Zelle, 850 Zellen gehen auf einen Quadratdezimeter [25].

Chemisch gesehen bestehen Wachse aus Fettsäuren, die mit höheren Alkoholen verestert sind. Fette zum Beispiel sind Fettsäuren, mit Glyzerin als alkoholischer Komponente verestert. Die Säuren haben meist eine gerade Zahl von Kohlenstoffatomen, die Alkohole sind ebenfalls geradzahlig-aliphatisch oder Sterinalkohole. Wachs enthält weiter Propolis, Farbstoffe und eine ganze Menge Vitamin A, von dem bekannt ist, daß es als Wachstumsfaktor und für den Sehvorgang unentbehrlich ist. Ein Kilogramm Wachs enthält rund 0,0123 Gramm, ein Kilogramm Rindfleisch dagegen nur 0,00018 Gramm Vitamin A. In Pollen sind gar zwischen 5 und 9 Gramm enthalten! Der Tagesbedarf des Menschen wird mit ungefähr 0,015 Gramm angegeben, also ziemlich genau jener Menge, die in einem Kilogramm Wachs enthalten ist. Die Wahrscheinlichkeit, daß man dieses Vitamin durch Kauen des Wachses herauslösen und damit dem menschlichen Stoffwechsel zuführen könnte, ist gering; daß es für die Konservierung des Honigs und für das Wachstum (auch in diesem Wort ist *Wachs* enthalten!) der Larven nützlich sein kann, ist zu vermuten.

Seit alters wird Wachs als Wundpflaster und gegen Hautkrankheiten verwendet. Man hat Wachs auch zum Modellie-

ren, zum Einbalsamieren von Leichnamen, für Kerzen und
Polituren gebraucht. Als man noch mit Kerzen und Kienspan
leuchtete, war das Bienenwachs ungemein geschätzt. Es reizte
die Augen nicht zu Tränen (im Gegensatz zu Kien und
Unschlitt), roch angenehm und galt – teuer war es immer – als
kostbar. Auch heutzutage sind Duftkerzen aus Bienenwachs
geschätzt, und nicht wenige Naturheiler verwenden sie in der
Geruchs-(Aroma-)therapie.

Der Kärntner Apotheker Mag. Klaus Bauer aus Eberndorf
hat mir das Geheimnis seiner besonders heilkräftigen Salben
verraten: Er verwendet ausschließlich reines Bienenwachs als
Salbengrundlage. Bauer: »Das Schweineschmalz, wie es die
Bauern hier üblicherweise verwenden, ist ganz schlecht. Die
handelsüblichen Salbengrundlagen wie Vaseline können
Nebenwirkungen zeigen. Reines Bienenwachs ist der einzige
Naturstoff, der frei davon ist, und er hat auch schon von sich
aus Heilkraft.« Drei Spezialitäten des Hauses sind Ringelblu-
men-, Arnika- und Propolissalbe.

In der Kosmetik findet Wachs als Bestandteil von Gesichts-
masken oder Enthaarungsmitteln Verwendung.

Die wichtigsten Produkte, in denen Wachs vorkommt, sind
jedoch Wabenhonig und Wabenpollen.

Wabenhonig ist einfach Honig, der in seinen natürlichen
Behältnissen, den Waben, belassen wurde. Bekannt ist der
Scheibenhonig: gefüllte Waben werden in Scheiben geschnit-
ten und verkauft (Lüneburger Heidehonig).

Exquisiter Wabenhonig

Aus Amerika und neuerdings aus Neuseeland kamen die
Honeycombs zu uns, die in kleinen Holzrahmen hängenden
Wabenhonige. Jeder Imker kann sie relativ einfach selbst
herstellen, indem er den Bienen kleine Waben, am besten in
Gläsern oder Bechern, zur Verfügung stellt und die Bienen
dazu animiert, die Waben auch zu füllen. Das geht nur, wenn
die Bienen zusätzlich mit Honig gefüttert werden. Die Bienen
konzentrieren den Honig weiter, wobei sehr viel verlorengeht,
was sich demgemäß im Preis für Wabenhonig auswirkt.

Dennoch sollte man, entsprechende Wirksamkeit vorausgesetzt, nicht immer auf den Preis schauen. Erstens ist Wabenhonig ein wirklich exquisites Produkt und zweitens wirkt er bei
bestimmten Formen von Bronchialasthma hervorragend, vielleicht dadurch, daß durch das lange Kauen ein intensiver
Kontakt mit der Zungen- und Mundschleimhaut besteht, die,
wir schon gehört haben, bei der Aufnahme von Heilmitteln
eine große Rolle spielt.

Weitere Anwendungsgebiete sind Mund-, Rachen- und
Kehlkopferkrankungen, insbesondere Schnupfen, Husten,
Halsschmerzen und Bronchitis. Man hat damit auch gute
Erfahrungen bei Sinusitis, Zahnfleischbluten und Parodontose
gemacht. Zwei- bis dreimal täglich sollte man einen Teelöffel
voll Wabenhonig zehn Minuten lang kauen und das Wachs
dann ausspucken. Kommt es versehentlich in den Magen, ist
das kein Unglück, denn es ist unschädlich. Da es von den
Verdauungssäften nahezu nicht angegriffen wird, wird es
unverdaut ausgeschieden.

Köstlicher Wabenpollen

Eine Köstlichkeit sondergleichen ist der Wabenpollen. Pollen wird von Bienen in Zellen gelagert, gestampft und mit Fermenten versehen. Dieser sogenannte Silisierungsprozeß ist eine Milchsäuregärung und ein Reifeprozeß. Vermutlich wird die widerstandsfähige Schutzschicht des Pollens »angedaut«, um die Polleninhaltsstoffe der Verdauung der Biene zu erschließen.

Davon profitiert auch der Mensch. Wabenpollen ist meist nur sehr schwer aus den Waben zu entfernen; ein Arbeiter schafft, bei achtstündiger Arbeitszeit, höchstens ein Kilogramm Wabenpollen pro Tag. Da ist es schon einfacher, Wabenpollen zu kaufen.

Übereinstimmenden Erfahrungsberichten zufolge ist diese Form des Pollens dem in Fallen gesammelten Pollen unbedingt vorzuziehen, allerdings ist sie bei weitem die teuerste. Man nimmt auch hier einmal täglich einen Teelöffel voll, kaut ihn so lange, bis man nur noch Wachs im Mund hat und spuckt dieses aus.

Bienengift und Bienenluft

Wo die Biene endet, beginnt ihr Stachel. Sie braucht ihn, wie bereits gezeigt wurde, um das Volk (nicht sich selbst!) vor Feinden zu schützen. Dazu gehören vor allem Wespen, Hornissen und der Bienenwolf (eine Grabwespe), der sich ausgerechnet die Bienen als bevorzugte Jagdbeute ausgesucht hat.

Die Giftproduktion, so hat man herausgefunden, ist an das Vorhandensein von Pollen in der Bienennahrung geknüpft. »Bienengift ist ein Abbauprodukt von Polleneiweiß«, schreibt Jachimowicz richtig, aber lakonisch. Unstreitig gibt es zur Zeit der höchsten Aktivität des Bienenvolks den meisten Pollen und die meisten Giftbienen. Denn nicht jede Biene ist giftig: junge haben kein Gift, alte haben wenig. Pollenfrei aufgezogene Bienen sind ungiftig.

Das Gift wird in der Giftdrüse gebildet und in der Giftblase gespeichert. Das Gifttröpfchen einer Biene wiegt zwischen 0,1 und 0,35 Milligramm. Läßt man es eintrocknen, bleiben etwa 0,1 Milligramm Trockengift übrig. Bienengift schmeckt wegen des Gehalts an Phosphor- und Salzsäure scharf, bitter und stark sauer. Früher glaubte man, daß Bienengift Ameisensäure enthalte, das hat sich in neueren Untersuchungen aber nicht bestätigt.

Hauptwirksames Prinzip des Gifts ist das Melittin, ein Polypeptid, das aus 26 Aminosäuren besteht (50 Prozent der Gifttrockenmasse). Es folgen Apamin (3 Prozent, ein Polypeptid aus 18 Aminosäurebausteinen), das Enzym Phospholipase A (14 Prozent), das Enzym Hyaluronidase (2 Prozent), das auch in Schlangengift vorkommt und das bei der Verteilung von Flüssigkeiten im Körper (Gewebe, Gelenke, Hoden) beteiligt ist, sowie Histamin (weniger als ein Promille).

Das alles wußten die alten Ägypter noch nicht, aber sie waren die ersten, die Bienengift in der Medizin verwendeten. Entweder rieb man tote Bienen auf schmerzende Körperstellen oder zwang lebende, in die schmerzenden Punkte zu stechen. Da Feldstudien ergeben haben, daß Krebs bei Imkern erheblich seltener ist als bei Nichtimkern und an Rheuma leidende Imker eine Besserung erfuhren, nachdem sie sich von Bienen hatten stechen lassen, hat man bereits um die Jahrhundertwende in diesen Richtungen zu forschen begonnen. In der Krebstherapie hat Bienengift bis jetzt kaum einen Platz, dafür in der Behandlung der Volkskrankheit Rheuma. F. Terč, ein Arzt in Marburg an der Drau (Maribor), war einer der ersten, der in seiner Praxis das Bienengift breit anwendete [119, 120].

Wie man heute weiß, regt Bienengift die Produktion des körpereigenen Cortison an. Das ist ein wesentlicher Unterschied zur schulmedizinischen Cortisontherapie, wo dieses Hormon in zum Teil sehr hohen Dosen injiziert oder in Salben- oder Tablettenform verabreicht wird. Mit Bienengift trifft man viele Krankheiten (Arthritis, Rheuma, Arthrosen, Haut- und Gefäßkrankheiten) besser als mit Cortison von außen. Weitere Anwendungsgebiete sind Gelenkentzündungen, Blutungen (Hämatome), Neuralgien, Ischias, Allergien und Heuschnupfen [99]. Man kann, wie in Ägypten, die Biene den Kranken direkt stechen lassen oder das Bienengift in steriler Lösung injizieren, es als Bienengiftsalbe einreiben oder es mit Hilfe eines galvanischen Stromes unter die Haut bringen; weiterhin kann man Bienengift inhalieren oder einnehmen (Zungenschleimhaut!) oder es durch Akupunktur ins Gewebe einbringen.

Sicher ist: Bienengift regt das Blutserum und bestimmte

Gewebe zu Abwehrreaktionen an. Es vermehren sich unter Bienengifteinwirkung die Globuline des Blutserums und die Leukozyten [100]. Gewebe wird stärker durchblutet (Hyperämie), Blutergüsse werden beschleunigt abgebaut. Armbruster [5] berichtet sogar, daß »Bienengift das Blut regenerativ reizt« und die Wasserausscheidung fördert.

Bienengift wird heute in nahezu großtechnischem Maßstab (zum Beispiel von der Firma Mack in Illertissen) gewonnen, indem man Bienen – vor allem im Herbst, wenn ihre Sammelaktivität nachläßt – in eine Unterlage stechen läßt. Sie müssen dazu irgendwie veranlaßt werden: vermutlich handelt es sich um elektrische Reize (Betriebsgeheimnis). Das Gift wird getrocknet und ist in dieser Form unbegrenzt haltbar.

Ein Bienen-Buch wäre nicht vollständig, würde nichts über die Behandlung von Bienenstichen erwähnt. Ja, »Doktor Biene« tut uns gelegentlich ganz schön weh! Erst wenige Wochen, bevor diese Zeilen in Druck gingen, wurde österreichischen Zeitungsberichten zufolge in Niederösterreich ein Imker von seinen schwärmenden Bienen »totgestochen«. »Unspezifische Reiztherapie« mit anaphylaktischem Schock und Herz- und Kreislaufversagen könnte man kommentieren. Aber es gibt Imker, die im Ertragen von Bienenstichen Erstaunliches leisten. Wer viel mit Bienen zu tun hat, sollte immer Antiallergika auf Lager haben, zum Beispiel Sandostenkalzium oder Antistin oder Fenistil – der Apotheker berät Sie gern. Manche Menschen reagieren auf Bienengift sehr heftig, es kann zu Ausschlägen, Kollaps, Atemnot, Ohnmacht kommen. Treten solche Symptome auf, sollten Sie den Kopf tief legen und den Arzt rufen lassen. Es gibt auch die Möglichkeit, sich mit entsprechenden Seren gegen Bienenstiche immunisieren zu lassen.

Gefährlich sind Stiche auch, wenn sie empfindliche Körperpartien treffen: Auge, Zunge, Mund. Imker Edmund Herold empfiehlt bei Stichen in den Augapfel das Auge mit Wasser oder einer Cortisonlösung auszuspülen. Stiche in die Zunge oder in den Mund behandelt man mit Salz. Man läßt einen Löffel voll im Mund zergehen: »Schmeckt abscheulich, laugt aber das Gift aus der Schleimhaut« [55; 192]. Der Stachel sollte entfernt werden, indem man ihn seitlich mit dem Fingernagel herauswischt. Ihn zu drücken würde vollends Gift aus der hängengebliebenen Blase ins Gewebe bringen. In solchen Fällen ist unbedingt ein Arzt nötig. Er wird auch wissen, welche Spritze im jeweiligen Fall am schnellsten Linderung bringt.

Apis – homöopathisch

Apis mellifica wird in verschiedenen Potenzen auch homöopathisch angewandt. Zugrunde liegt das Gift. Homöopathische Arzneimittellehren empfehlen es bei allen Insektenstichen (in Akutfällen wird zu niederen Potenzen gegriffen, D 2 bis D 6 etwa), bei schmerzhaften Entzündungen unklarer Genese und bei ödematösen Schwellungen: Apis hat einen stark harntreibenden Effekt (Quincke-Ödem, Leberstauungen, Lungenödem, Wasserkopf).

Weitere Indikationen sind Arthritiden, Nesselausschläge sowie Blasenentzündungen. Selbstverständlich sind auch Rheuma, Ischias und andere Neuralgien der homöopathischen Bienengiftbehandlung zugänglich. Es ist ein allgemeines Stärkungsmittel und wirkt bei bestimmten Konstitutionen gegen Nervosität und Schlaflosigkeit.

Heilmittel Bienenstockluft

Zum Abschluß sei hier noch ein Einzelfall besonderer Art aufgeführt. Nie zuvor – und auch seit diesem Ereignis (1952) nicht – ist über Vergleichbares berichtet worden. Es besagt nichts anderes, als daß auch in der Luft des Bienenstocks Heilkräfte zugegen sein müssen – anders wäre das Phänomen kaum erklärbar.

Hofrat Theodor Jachimowicz, Jahrzehnte hindurch Leiter des österreichischen Bieneninstituts, berichtete darüber 1978 auf dem Bienenheilkundesymposium in Portorož, Jugoslawien [67].

Seit seinem zwanzigsten Lebensjahr litt Jachimowicz, vor allem in der Zeit der stärksten Pollenproduktion im Mai, an starkem Heuschnupfen. Es lief nicht nur die Nase, sondern es schwollen auch die Augen an. Ebenso gab es Entzündungen in der Kehle.

Jachimowicz erzählte mir: »Es war 1952, als ich eben die Leitung des Instituts übernahm. Mein Heuschnupfen war damals wirklich sehr schlimm. Ich mußte einen Bienenstock öffnen. Und plötzlich, ich wußte gar nicht, wie mir geschah, bekam ich Luft. Eine Beschwerde nach der anderen verschwand, und mit einem Mal war ich geheilt. Durch nichts anderes als durch die Luft des Bienenstocks.« Hofrat Jachimowicz ist heute Rentner in Wien – und geheilt: »Das Leiden kam niemals wieder.«

Er hat den Fall wiederholt Ärzten berichtet – ohne Erfolg. Wie sollten sie auch Bienenstockluft in ihre Therapie aufnehmen, wo doch in den Lehrbüchern nichts darüber steht...

Ob er die Sache weiterverfolgt habe?

Hofrat Jachimowicz: »Gewiß. Gelegentlich hab' ich Stockluft bei Heuschnupfenkranken versucht, aber immer ohne

Erfolg. Es war halt ein einmaliges Ereignis. Vermutlich hing es mit der Art des Heuschnupfens zusammen.«

Und so wird das ja wohl sein.

Trotzdem habe ich den Fall berichtet. Vielleicht interessiert sich ein Imker, ein Naturheilkundiger, ein Arzt dafür. Wer immer das Verfahren erweitert, ausbaut – Theodor Jachimowicz hat den Grundstein dafür gelegt: mit seiner Nase.

Und »Doktor Biene«.

Anhang I: Rezepte

1. Rezepte mit Honig

Zahllos sind die Verwendungsmöglichkeiten von Honig beim Kochen, Braten und Backen. Dies ist kein Rezeptbuch; wer sich ausführlich informieren will, muß an die einschlägige Literatur verwiesen werden. Für alle jedoch, die große Lust zum Kochen, aber darin wenig Erfahrung haben, im Folgenden ein paar bewährte Tips.

Honig ist nicht nur süß – er hat, je nachdem, welcher Speise er zugesetzt wird, die Eigenschaft, den Geschmack bestimmter Ingredienzen zu heben. Ein bewährter Trick, geschmacklos gewordene Gemüse (sei es nach langer Winterlagerung oder bei Tiefkühlkost) zu verbessern, ist, sie mit einem oder zwei Teelöffeln Honig zu versetzen – Karotten, Erbsen, Rüben. Roter-Rüben-Salat (Randen, Rote Beete) gewinnt außerordentlich durch Meerrettich und einen Teelöffel Honig pro Glas. In der französischen Küche ist es gang und gäbe, Ragouts (Rindfleisch- und Fischragouts) nicht nur durch edle Weine, sondern auch durch Honig zu verfeinern. Allerlei Soßen, aber auch Salate (Heringsalat) und selbstverständlich auch Kompotte und Fruchtsalate gewinnen durch Honig ungemein.

Honig soll man nach Möglichkeit nie über 50 Grad erhitzen! Wir haben schon gehört, daß hierbei seine wertvollen Fermente zerstört werden. Beim Backen kann darauf freilich keine Rücksicht genommen werden.

Bei zarten Gerichten muß auf das Aroma des Honigs geachtet werden. Dunkle Honige (Tannenhonig) passen gut zu Lebkuchen und deftigen Gerichten, helle Honige zu zartem

Gebäck, zu Mandeln, Nüssen, Baklava, Marzipan und zu
Fruchtsalaten. Die Süßkraft von Honig wird oft überschätzt.
Soll eine Speise wirklich süß sein, wird man ohne Zucker nicht
auskommen. Viele Süßspeisen gewinnen ihre unverwechsel-
bare Süß-Harmonie nur durch das Zusammenspiel von Zucker
und Honig.

BROTSUPPE (Wiener Rezept): Zwei Semmeln (Brötchen) oder
vier Scheiben Weißbrot (es kann auch Schwarzbrot sein)
werden in einem Liter Rindsuppe (Fleischbrühe) mit einem
Bund gehacktem Suppengrün und 40 Gramm Butter weichge-
kocht und gut verquirlt. Inzwischen hat man einen achtel Liter
sauren Rahm, etwas Salz und Pfeffer, zwei Eigelb und einen
Eßlöffel Honig verrührt bzw. durchgeschlagen. Man nimmt die
Suppe vom Feuer und zieht die verrührte Masse unter. Unmit-
telbar vor dem Servieren mit frischem Schnittlauch bestreuen.

HAGEBUTTENSUPPE (ein altes Bauernrezept): 100 Gramm Hage-
butten werden am Vorabend eingeweicht. Man kocht sie in
einem Liter Wasser, vier Eßlöffeln geriebenem Zwieback,
etwas Zimt und der Schale einer ungespritzten Zitrone weich.
Inzwischen rührt man in einem viertel Liter Traubensüßmost
zwei Eigelb und einen Eßlöffel Honig an, setzt dieses der
Suppe, nachdem sie vom Feuer genommen wurde, zu und
schmeckt mit etwas Zucker ab.

SCHNITTLAUCHSOSSE: Zwei Semmeln werden entrindet, in Milch
eingeweicht und passiert. Zwei hartgekochte, feingehackte
Eier, Essig, Öl und ein Eßlöffel Honig werden darunterge-
mischt. Man schmeckt mit Salz, Pfeffer und Zucker sowie einer
Würzsoße (Worchestersoße oder ähnliche) ab. Zum Schluß
werden zwei Bund feingehackter Schnittlauch beigefügt. Als

Beilage zu Fleischspeisen, insbesondere Rindfleisch (Tafel-spitz).

GEMÜSE (Kohl, Kraut, Erbsen, Karotten, Linsen; auch Misch-gemüse Karotten/Erbsen) gewinnt durch geringe Honigbeiga-ben an Geschmack. Mengen (zwischen einem Teelöffel und einem Eßlöffel) ausprobieren! Hierfür eignen sich dunkle Honige.

LEVANTINISCHES CURRYHUHN ist ohne Honigwürze undenkbar. Man teilt ein Huhn in vier Teile und brät die Teile an allen Seiten in Öl an. Dann gibt man eine feingehackte Zwiebel dazu und röstet an. Mit einem halben Liter Suppe oder Wasser aufgießen und zugedeckt eine halbe Stunde dünsten lassen. Sodann zwei kleingeschnittene Äpfel und drei Teelöffel Curry dazugeben und nochmals zehn Minuten dünsten. Inzwischen einen Eßlöffel Mehl mit drei Eßlöffeln saurem Rahm glattrüh-ren und die Suppe damit binden. Mit Salz, Pfeffer und einem Eßlöffel Honig würzen. Feinschmecker überstreuen das Gericht noch mit Mandeln oder Rosinen.

Einen breiten Raum nimmt Honig in der Bereitung von Süßspeisen (Desserts) ein. Birchermüsli zum Beispiel wäre ohne Honig nur das halbe Vergnügen. Auch »Salate«, wie sie manche Naturheilkliniken als Vor- oder Nachspeise, oft auch als Hauptspeise servieren, werden durch Beigabe von Honig köstlich.

FRUCHTSALAT I: Vier ungespritzte Orangen, drei Bananen und 500 Gramm Äpfel werden in Scheiben oder Würfel geschnit-ten. Man gibt dem Saft einer Zitrone vier Eßlöffel gemahlene Nüsse und drei Eßlöffel Honig zu, mischt Süßmost und Rahm darunter und serviert kalt. Nach Belieben mit Schlagrahm garnieren.

FRUCHTSALAT II: Zwei Bananen zu Brei rühren, weitere zwei Bananen und zwei Tomaten in Scheiben schneiden. Einen Eßlöffel Honig und den Saft einer ungespritzten Zitrone daruntermischen. Kann auch mit Ananas oder Weintrauben ergänzt werden.

FRUCHTMISCHUNGEN lassen sich aus einem Becher Joghurt und einem Eßlöffel Honig als »Basismasse« herstellen. Zum Beispiel mit feingeschnittenen Grapefruits, Orangen, Äpfeln, Birnen. Auch mit frischen Johannisbeeren läßt sich herrlich kombinieren: 300 Gramm Beeren werden mit 200 Gramm Johannisbeerkonfitüre, drei Eßlöffeln Honig und etwas Fruchtsaft vermischt. Dazu kann man auch Joghurt, Rahm oder Buttermilch mischen.

ERDBEERCREME: Ein halbes Kilo Erdbeeren wird vorsichtig unter eine Creme gemischt, die man zuvor mit 250 Gramm Quark, ⅜ Liter saurem Rahm und zwei Eßlöffeln Honig angerührt hat. Dazu Waffeln oder Keks reichen.

ERDBEERMÜSLI: Zwei Eßlöffel frisch geschrotete Leinsamen werden in einer Schale mit zwei Eßlöffeln Weizenflocken, einigen geschnittenen oder gemahlenen Haselnüssen, einem Eßlöffel Honig und einem viertel Liter Milch vermengt. Schließlich gibt man noch 15 Gramm gut gewaschene und entstielte Erdbeeren dazu. Mahlzeit!

NUSSAUFSTRICH: 50 Gramm Nüsse werden grob gehackt und in einer trockenen Teflonpfanne kurz angeröstet. Man mischt 100

Gramm Magerquark mit einem Eßlöffel Milch und 10 Gramm Honig, gibt die Nüsse dazu und rührt gut durch. Aufs Brot geben; das schmeckt köstlich!

BAKLAVA (Honigstrudel) ist ein ganz spezielles, auf Honig aufgebautes Vergnügen. Man kennt ihn im Balkan und in der Levante; aber man kann ihn natürlich auch in Deutschland, in der Schweiz und in Österreich herstellen. Strudelteig wird auf Backblechgröße ausgezogen (man kann auch tiefgefrorenen Teig verwenden), 200 Gramm grob gemahlene Nüsse und 100 Gramm Puderzucker werden vermischt. Man legt nun als Bodenschicht drei bis vier mit Butter oder Öl gefettete Teigblätter, schichtet Zucker-Nuß-Mischung darauf und deckt sie mit einem Teigblatt zu. Dann folgt wieder Zucker-Nuß-Mischung, dann ein Teigblatt und so fort. Den Abschluß bilden vier Teigblätter. Man schneidet nun den Strudel quer durch (die klassische Form sind Rhomben) und bäckt ihn bei Mittelhitze im Rohr. Etwas Puderzucker, 125 Gramm Honig und eine in Scheiben geschnittene ungespritzte Zitrone werden in einem viertel Liter Wasser zwanzig Minuten lang gekocht. Man nimmt den Strudel aus dem Rohr und gießt die Hälfte des Zucker-Honig-Wassers darüber. Erkalten lassen. Vor dem Servieren mit dem Rest des Zucker-Honig-Wassers übergießen.

KANDIERTE ÄPFEL kommen ebenfalls aus dem Balkan und der Levante. Geschälte, in dicke Scheiben geschnittene Äpfel werden in Pfannkuchenteig getaucht und in heißem Fett goldbraun gebacken (etwa fünf Minuten). In einer Kasserolle hat man inzwischen 100 Gramm Honig mit vier Eßlöffeln Erdnußöl erhitzt. Die gebackenen Äpfel werden eingetaucht. Man läßt sie abtropfen und erkalten.

GEFÜLLTE ÄPFEL: Die Früchte sauber waschen, ungeschält lassen und das Kerngehäuse sorgfältig ausstechen. Man mischt 150 Gramm Honig mit zwei gestrichenen Teelöffeln Zimt und 100 Gramm Rosinen und füllt damit die ausgestochenen Löcher. Dann legt man die Äpfel in eine feuerfeste Schüssel, gibt obenauf ein Stückchen Butter und bedeckt den Boden der Schüssel mit Wasser. Im Rohr bei guter Hitze backen, Früchte öfters mit dem sich bildenden Saft übergießen. Warm servieren.

TOPFENPALATSCHINKEN (Wiener Rezept): Man bäckt Palatschinken (Pfannkuchen) und füllt sie mit folgender Masse: 500 Gramm Quark, der möglichst trocken sein sollte (eventuell durch ein Tuch pressen), werden mit je zwei Eßlöffeln Honig und Puderzucker, 60 Gramm Butter, dem Abrieb einer ungespritzten Zitronenschale, vier Eigelb und 100 Gramm Rosinen angerührt. Die gefüllten (gerollten) Palatschinken kommen in eine Auflaufform, werden mit einem Gemisch aus einem halben Liter Milch, einem Eigelb und etwas Vanillezucker (man kann auch flüssigen Vanillepudding nehmen) übergossen und im heißen Rohr etwa 25 Minuten gebacken.

Wohl jede Hausfrau hat für Honigbäckereien ihre eigenen erprobten Rezepte. Viele davon sind alte »Erbstücke«, nach denen schon die Urgroßmutter Weihnachtsbäckereien, Pfefferkuchen und andere Köstlichkeiten zubereitet hat.

HAFERFLOCKENPLÄTZCHEN sind immer beliebt: Man rührt 200 Gramm Honig, 200 Gramm Margarine (oder Butter) und zwei Eier schaumig. Man fügt einen achtel Liter Buttermilch, 150 Gramm Mehl, 100 Gramm Weizenschrot, 250 Gramm Haferflocken, 100 Gramm fein geriebene Nüsse, 150 Gramm Rosinen, eine Prise Salz, Muskat, einen Teelöffel Zimt und einen gestrichenen Eßlöffel Backpulver hinzu. Mit einem Löffel setzt man Häufchen auf ein gefettetes Backblech und bäckt die Plätzchen goldbraun.

SCHWARZE HONIGLEBKUCHEN: In einem Tiegel werden 250 Gramm Honig mit der gleichen Menge Zucker erhitzt und darin 125 Gramm grob gehackte Haselnüsse geröstet. In die noch heiße Masse gibt man 100 Gramm Kakao, zwei Teelöffel Zimt, einen Teelöffel Kardamom und läßt alles etwas abkühlen. In der Zwischenzeit löst man einen Teelöffel Hirschhornsalz in einer halben Tasse lauwarmem Wasser auf und gibt es in die ausgekühlte Honigmasse; sie soll nicht kalt, sondern gerade lauwarm sein. Zuletzt knetet man 400 Gramm Mehl darunter und rollt den Teig gut fingerdick aus. Man bäckt ihn in großen Fladen und schneidet diese Fladen noch heiß in Rauten. Ausgekühlt bestreicht man sie mit dünner Zuckerglasur und läßt sie in einem kühlen Raum mindestens vierzehn Tage liegen, bis sie lebkuchenweich geworden sind. (Dieses und die folgenden zwei Rezepte stammen aus *Großmutters gute Weihnachtsbäckerei* von Ursula Regnet und Helene von Lichtenfels, Goldmann-Ratgeber 10569. Mit freundlicher Genehmigung des Wilhelm-Goldmann-Verlages, München.)

PFEFFERKUCHEN: In einem großen Tiegel werden 650 Gramm Honig und 250 Gramm Zucker soweit erhitzt, daß sich der Zucker im Honig vollständig auflöst. Dann nimmt man den Tiegel vom Feuer, läßt die Masse etwas abkühlen und gibt 125 Gramm Butter, 125 Gramm Butterschmalz, zwei ganze Eier, einen Teelöffel Zimt, einen Teelöffel Kardamom, einen Teelöffel gemahlene Nelken, einen halben Teelöffel Piment und zwei Teelöffel in warmem Wasser aufgelöste Pottasche hinzu.

Das Ganze wird noch einmal kräftig verrührt, dann werden
1 ¼ Kilo Mehl (zur Hälfte Roggen- und Weizenmehl) darunter-
geknetet. Der Teig wird so lange geknetet, bis er speckig
glänzt. Dann kommt er in eine geräumige Schüssel, wird
zugedeckt und bleibt nun an einem warmen Platz mindestens
vierzehn Tage ruhen. Dann werden aus dem Teig kirschgroße
Kugeln geformt und bei milder Hitze ausgebacken. Man kann
den Teig auch ausrollen, in Formen ausstechen, in Rauten
schneiden. Pfefferkuchen versieht man noch warm mit Punsch-
glasur: Puderzucker mit einigen Teelöffeln Rum oder Arrak
glatt rühren und mit dem Pinsel auftragen. Pfefferkuchen
müssen zehn Tage liegen, bis sie weich werden. In luftdicht
verschlossener Dose aufbewahrt sind Pfefferkuchen ein Jahr
haltbar und frisch.

WEINBEISSER: 500 Gramm Honig werden mit 125 Gramm Zuk-
ker, zwei Eiern, einem Teelöffel Backpulver, einem halben
Teelöffel Zimt, einer Messerspitze Nelken und dem Abgerie-
benen einer halben (ungespritzten) Zitrone und einer halben
(ungespritzten) Orange versetzt. Unter Beimengung von 500
Gramm Mehl ergibt sich ein Teig, der dünn ausgewalkt und
ausgestochen wird. Bei mittlerer Hitze (200 Grad) im Rohr
backen. Ausgekühlt mit dünner Zuckerglasur bestreichen.

HONIGSCHNEE macht ein bißchen Arbeit, ist aber köstlich: Das
Weiß von zwei Eiern wird schaumig geschlagen. Man gibt zwei
Eßlöffel Zitronensaft und eine Prise Salz dazu und schlägt
weiter, bis das Eiweiß steif ist. Drei Eßlöffel Honig läßt man
hierauf in kleiner Menge zutropfen und schlägt weiter. Sollten sich die Phasen trennen, kräftig weiterschlagen. Man serviert mit frischen Früchten (Johannisbeeren, Stachelbeeren,
Orangen, Äpfeln, Ananas oder überhaupt Fruchtsalat).

Am köstlichsten sind ausgereifte Brombeeren oder Heidelbeeren.

HONIGPASTILLEN sind eine provenzalische Spezialität: Man bringt 250 Gramm Rohzucker mit einem achtel Liter Wasser langsam auf kleinem Feuer zum Kochen. Dann fügt man 250 Gramm Waldhonig hinzu und läßt fünf Minuten weiterkochen. Vom Feuer nehmen, fünf Tropfen Bergamotteöl (aus der Apotheke) hinzufügen und mit einem Kaffeelöffel auf eine Marmorplatte (irgendein Stein oder ein Backblech tut's auch) gießen.

HONIGNUDELN dagegen stammen aus Rußland: 250 Gramm Mehl werden mit Salz und drei Eiern zu einem nicht zu festen Teig geknetet. Man läßt kurz ruhen, rollt dünn aus und schneidet etwa fünf Zentimeter lange Nudeln, die in siedendem Fett (Öl, Butterschmalz, Margarine) unter Wenden goldbraun gebacken werden. Warm stellen. Inzwischen werden 200 Gramm Honig mit 30 Gramm Zucker erhitzt, bis sich der Zucker gelöst hat. Dann schüttet man die Honigmischung über die Nudeln und vermischt das Ganze gut. Heiß servieren.

Das wichtigste Honiggetränk ist wohl Met; es ist gleichzeitig das älteste alkoholische Getränk der Menschheit. Grundsätzlich entsteht Met von selbst, wenn man Honig offen stehenläßt. Die hygroskopische Masse zieht Wasser aus der Umgebungsluft an, verdünnt sich auf diese Weise selbst – und beginnt bei entsprechender Verdünnung von selbst zu gären. Besser ist es freilich, wenn man den Prozeß unter Kontrolle hat.

MET nach Edmund Herold [55; 120]: 37 Kilo Honig werden in 100 Liter weichem Wasser (Regenwasser) gelöst. Man fügt je 10 Gramm Weinstein- und Zitronensäure hinzu, fünf ganze

Stangen Zimt, eine halbe Dose geriebene Muskatnuß, zwei walnußgroße Stücke Ingwer, einen viertel Beutel gemahlene Nelken, acht Fingerspitzen Melisse. Man kocht das zwei Stunden lang und hebt den sich bildenden Schaum ständig ab. Dann gibt man eine halbe bis eine ganze Stange Bäckerhefe dazu und hängt die Gewürze in einem Leinenbeutel ein. Auf 20 bis 25 Grad halten, nach zwei Monaten zum erstenmal abstechen, nach weiteren sechs Monaten in Flaschen füllen. Herold fügt hinzu, ein solcher Met hätte 14,3 Grad Alkohol.

HOPFENMET: 600 Gramm Honig in sechs Liter Wasser lösen. 12 Gramm Hopfen werden in Wasser zehn Minuten lang gekocht und hinzugefügt. Dann mischt man 18 Gramm Hefe unter die Flüssigkeit (vorher anrühren) und läßt sie sechs Tage in einem offenen Gefäß gären. Abfüllen, fest verkorken. Anmerkung: Ideal zur Verwertung der beim Schleudern anfallenden Honigreste.

BÄRENFANG ist ein ziemlich »bissiges« Getränk aus dem Osten. Honig und Weingeist (96prozentiger unvergällter Alkohol) werden zu gleichen Teilen gemischt und einige Wochen stehengelassen. Wenn das Ganze klar ist, mit destilliertem oder mindestens abgekochtem Wasser (soviel wie Alkohol) verdünnen, wenn notwendig filtrieren. In Flaschen füllen und gut verschließen.

ALKOHOLFREIE HONIGGETRÄNKE waren seit jeher der Phantasie ihrer Erfinder überlassen. Man kann entweder Milch mit Honig und einer Prise Vanillezucker trinken oder einfach Honigwasser oder Honig mit Kirschensaft (Weichselkirschen eignen sich besonders) mischen. Auch Milch, Hefe, Pollen und Honig lassen sich zu einem bekömmlichen, nährstoffreichen Aufbautrank mixen.

ERFRISCHUNGSGETRÄNK: Ein Teelöffel Honig wird mit einem Teelöffel Apfelessig (es muß unbedingt Apfelessig sein!) in einem Glas Wasser gelöst. Wird auch bei Verdauungsstörungen, Arthritis, Fettsucht und Blutdruckproblemen empfohlen.

AROMAHONIGE: Mit wenigen Tropfen eines ätherischen Öls lassen sich Aromahonige produzieren. Als Öle kommen in Frage Lavendel, Pfefferminze, Bergamotte, Fenchel, Rose. Vorsicht: Nicht überdosieren, sondern vorher in geringer Menge ausprobieren. Aromahonige dienen zur Abwechslung als Nachtisch oder zur Aromatherapie. Auf das Naturbukett des Honigs achten! Manche Aromen vertragen sich schlecht, andere wieder vorzüglich (zum Beispiel Lavendelöl in Akazienhonig: fünf Tropfen Öl pro 500 Gramm Honig reichen).

2. Medizinische Rezepte mit Honig

Früher einmal war Honig als »Grundlage« in der pharmazeutischen Kunst weit verbreitet. In einigen Ländern, insbesondere in Osteuropa, sind etliche der folgenden Zubereitungen noch üblich.

GEREINIGTER HONIG (Mel depuratum) ist die Basis: Verdünnter Honig wird mit weißem Ton im Wasserbad erwärmt, anschließend heiß filtriert und eingedickt.

SAUERHONIG (Oxymel simplex) ist eine Mischung von 99 Prozent gereinigtem Honig und einem Prozent Eisessig.

ROSENHONIG (Mel rosatum): 100 Gramm zerschnittene Rosenblätter mit 500 Gramm Alkohol (65 Prozent) 24 Stunden lang in einem verschlossenen Gefäß bei Zimmertemperatur und unter wiederholtem Schütteln stehenlassen. Die filtrierte, abgespreßte Flüssigkeit wird schließlich mit 900 Gramm gereinigtem Honig und 100 Gramm Glyzerin auf ein Kilogramm eingedampft.

BORAXHONIG entsteht aus Rosenhonig, wenn man 5 Gramm Borax in 95 Gramm Rosenhonig löst. Boraxhonig wird, wie Rosenhonig, bei Wunden, Furunkeln, Ausschlägen und Ekzemen angewendet.

FENCHELHONIG (Mel foeniculi) wird aus gleichen Teilen gereinigtem Honig und Fenchelsirup gewonnen. Hilft gegen Verdauungsbeschwerden, Blähungen, Sodbrennen und Verstopfung.

   Wie bereits in der »Kleinen Geschichte des Honigs« in diesem Buch angedeutet wurde, spielt Honig in der Medizin der heiligen Hildegard von Bingen eine große Rolle. Manchmal dient er offensichtlich dazu, bestimmte Zubereitungen zu süßen (als »Geschmacksdroge«, würde die Pharmazie heute dazu sagen). Aber der Schein kann trügen...

HERZWEIN: Wen es im Herz, in der Milz oder in der Seite schmerzt, der koche Petersilie in Wein, gebe mäßig Essig und ausreichend Honig dazu, seihe es durch ein Tuch und trinke es häufig, und er wird gesund werden [58; 1159 A]. Diese etwas rohe Angabe der Heiligen präzisiert der Hildegard-Mediziner Dr. Gottfried Hertzka [56; 74]: »Nimm acht große [oder auch mehr] frische Petersilienstengel [Blätter] und gib sie in einen Liter guten Wein und dazu noch [je nach Geschmack und gewünschter Süße des Weines] ein bis zwei Eßlöffel reinen Weinessig, bringe dies alles zum Kochen und koche es zehn Minuten lang kräftig ab. Vorsichtig: schäumt! Hernach füge noch ein gutes halbes Pfund reinen Bienenhonig zu und koche alles zusammen noch einmal vier bis fünf Minuten bei kleiner Flamme. Jeder echte Bienenhonig genügt, es kann auch ausländischer sein. Heiß und sorgfältig abseihen und heiß in gut gereinigte medizinische Halb-Liter-Glasfläschchen mit Schraubdeckel [aus der Drogerie] abfüllen. Fertig.« Anwendung: Bei Herzstechen (Wetter) oder bei Aufregungen, bei echten Herzleiden als Unterstützung medikamentöser-ärztlicher Therapie, bei Stauungen im Herz- und Bauchbereich, bei Herzwassersucht. Hertzka fügt hinzu, man solle ja nicht den Mut verlieren und getrost sich selbst seinen Herzwein kochen. Wie so oft in der Hildegard-Medizin scheint es darauf anzukommen, daß der Kranke sich seine Arznei selbst zubereitet.

SPEIK-LAVENDEL-WEIN hilft gegen Leber- und Lungenbeschwerden: »Wer Speik[lavendel] mit Wein kocht oder, wenn er Wein nicht hat, mit Wasser und Honig kocht und das häufig warm trinkt, wird die Schmerzen in seiner Leber und Lunge und die Dumpfheit [»dumphedinem« steht im Original] in seiner Brust mindern und seinen Geist reinigen« [58; 1140 C].

EDELKASTANIENHONIG wirkt, so Hildegard, nicht nur gegen Leberschmerzen, sondern schmeckt auch köstlich: »Wen es in der Leber schmerzt, der zerstoße [Edelkastanien-]Kerne häufig, lege sie in Honig und esse sie mit ebendiesem Honig, und seine Leber wird geheilt werden« [58; 1227 B].

3. Rezepte mit Propolis

Propolis anzuwenden ist gar nicht schwierig. Wie berichtet hat
Aargaard bei seinem Schnupfenanfall Propolis einfach im
Mörser zerstoßen und das Pulver in heißem Wasser aufgenommen. Das ist unrentabel, weil sich Propolis in Wasser kaum
löst. Das ideale Lösungsmittel ist Alkohol.

PROPOLISLÖSUNG: Haben Sie reine Propolis (meist in Form von
Pulver oder Granulat) verfügbar, brauchen Sie weiter nichts zu
tun, als die entsprechende Menge aufzulösen: Für eine zehn-
prozentige Lösung brauchen Sie 10 Gramm Propolis und 90
Gramm Alkohol. Entweder stehenlassen und gelegentlich
umschütteln (Gefäß verschlossen halten) oder im Wasserbad
bis auf 50 Grad erwärmen. Gehen Sie höher, kann nicht viel
passieren, außer daß Alkohol (Kochpunkt 78,3 Grad) weg-
dampft und damit verlorengeht. Aber die erhaltene Lösung
können Sie nach Belieben weiter verdünnen.

Rohpropolis ist zwar schwerer zu erhalten, aber zumeist
erheblich billiger. Vielleicht kann Ihnen ein bekannter Imker
dabei helfen. Man kratzt das Kittharz von den Rähmchen oder
von anderen Stellen des Bienenhauses (Ritzen, Löcher werden
damit verkittet) und löst es in Alkohol. Sand, Holz, tote Bienen
und andere Fremdkörper lösen sich nicht und werden durch
Filtrieren entfernt. Man benützt entweder ein nicht zu hartes
Filter (Rundfilter) oder schneidet Filtrierpapier zu oder nimmt
einfach ein Kaffeefilter.

Haben Sie die Rohpropolis vorher gewogen, so können Sie
nach Abdampfen des Alkohols und Wägen der Trockne die
Ausbeute bzw. den Reinheitsgrad Ihrer Propolis bestimmen.
Haben Sie etwa 100 Gramm eingewogen und bekommen Sie
rein 70 Gramm heraus, hatten Sie es mit sehr reiner Propolis zu

tun. Verunreinigungen bis zu 50 Prozent kommen vor. Eine standardisierte Lösung herzustellen wird nun nicht schwerfallen. Wenn Sie den Reinheitsgrad kennen, wägen Sie einfach Alkohol und Rohpropolis zusammen. Für eine 50-Prozent-Lösung in unserem Beispiel brauchen Sie 100 Gramm Propolis und 70 Gramm Alkohol. Am besten ist der 96prozentige, er löst gut. Aber auch der 70prozentige tut seine Dienste. Selbstverständlich dürfen Sie nur reinen (medizinischen) Alkohol und keinen vergällten verwenden.

Meistens wird man jedoch mit einer zehnprozentigen Lösung (100 Gramm Rohpropolis in 630 Gramm Alkohol) das Auslangen finden, die dann noch weiter verdünnt werden kann. Handelsüblich sind Lösungen mit 5, 7 und 10 Prozent; selten kommen auch 15 oder 20 Prozent vor.

PROPOLISÖL können Sie zum Beispiel mit einer zehnprozentigen Lösung machen: Sie mischen die Lösung zu gleichen Teilen (jetzt sind das Volumenteile) mit Rizinusöl. Gut homogenisieren – damit haben Sie ein wunderbares Öl gegen Hämorrhoiden, Schrunden und Risse in der Analgegend oder zum (sanften!) Bepinseln von Krampfadern, Ulcera cruris oder Prellungen. (Akute Wunden, wie Schnitt- oder Stichverletzungen behandelt man, wenn sie nicht zu groß sind, besser mit Propolistinktur. Der Alkohol brennt zwar, verdunstet aber rasch. Die zurückgebliebene Propolis bildet einen die Wunde schützenden Film.)

HONIG MIT PROPOLIS ist, so Sie ihn nicht zu kaufen vorziehen (er ist manchmal schwer erhältlich), ebenso durch Zusammensichen von Propolislösung mit Honig zu erhalten. Hier sollten Sie, um den Alkoholanteil nicht zu hoch anzusetzen, von einer 50-Prozent-Lösung ausgehen. 10 Gramm Lösung mit 100

Gramm Honig ergeben genau den Gehalt von fünf Prozent
Propolis, die dem Propolishonig die beste therapeutische Wirksamkeit sichern. Mehr Propolis beizufügen bringt nichts
[123].

PROPOLISSALBE könnnen Sie sich aus 20 Gramm reiner Propolis,
30 Gramm Vaseline, 30 Gramm Rindertalg und 20 Gramm
Lanolin bereiten. Die Salbengrundlage einfach in einem Tiegel
(im Wasserbad) schmelzen und die Propolis dazugeben. Sie
muß entweder in Pulverform oder in gelöster Form vorliegen
(das Lösungsmittel Alkohol im Wasserbad wegdampfen).

PROPOLISPULVER erhalten Sie, indem Sie die Propolis zu einer
Wurst kneten. Legen Sie die Wurst mehrere Stunden lang ins
Tiefkühlfach Ihres Kühlschrankes und reiben Sie sie dann auf
einem Reibeisen in die flüssige Salbengrundlage. Umrühren,
erstarren lassen, fertig!

PROPOLISPFLASTER: Wenn Sie Wachs verflüssigen und mit Propolislösung und Honig (100 Gramm Wachs, 30 Gramm zehnpro-
zentige Propolislösung, 20 Gramm Honig) versetzen, erhalten
Sie nach dem Erkalten eine pastöse Masse, die sich für
Umschläge und Pflaster (Geschwüre, zum Beispiel Ulcus cruris), Frostbeulen, aber auch für frische Wunden und als Kau-
masse gegen Parodontose und Entzündungen in der Mundhöhle eignet. Nach Ansicht der Volksmedizin verschiedener
Balkanländer ist eine solche Masse, vor allem wenn sie aus
dunklem Wabenwachs oder aus Bienenbrot hergestellt wurde ,
sehr wirksam gegen bösartige Geschwüre (Brustdrüsenge-
schwüre und Abszesse oder Neoplasmen der Haut). Meist wird
sie aus 100 Gramm Wabenhonig und 20 Gramm pulverisierter
Reinpropolis hergestellt. Sie wird auch bei Strahlenschäden,

Vergiftungen und Verätzungen der Haut verwendet (vorher Erste Hilfe und ärztliche Versorgung!).

Wichtig: Alle Propoliszubereitungen sind lichtempfindlich! Man sollte sie daher immer in dunklen Gläsern oder Tiegeln, jedoch niemals in Metall aufbewahren. Und auch Kühle tut gut – ein guter Keller genügt, aber es kann auch ein Kühlschrank sein.

Von Bienengift und Gelée royale lassen Sie, wenn Sie kein Apotheker sind, am besten die Finger; hierfür sind Fachleute zuständig.

4. »Doktor Biene« in der Kosmetik

Es gibt zahlreiche Produkte auf dem Markt, die der Schönheit dienen: Creme mit Gelée royale, mit Propolis, mit Honig. Es gibt Gesichtswasser, Abschminklösungen, Tages- und Nacht-cremes. Viele Produkte zahlreicher Hersteller konkurrieren auf diesem großen Markt. Die meisten Rezepturen sind Betriebsgeheimnis. Zudem verwenden viele Kosmetikerinnen eigene Zubereitungen. Hier wird es vor allem auf die richtige Beratung und die Erfahrung ankommen, welches Produkt zu welcher Haut paßt. Deshalb soll hier nur ein allgemeines Rezept auf der Basis von Honig, Gelée royale und Propolis gebracht werden, das sich sozusagen als Universal-Nähr- und Regenerationscreme für die Haut bewährt hat.

HAUTNÄHRCREME: Je 250 Gramm Propolishonig, Akazienho-nig und Honig mit Gelée royale werden gut miteinander vermischt (nicht erwärmen!). Hat man diese Bestandteile nicht, geht man von etwa 400 Gramm Akazienhonig aus und fügt 3 bis 4 Gramm Gelée royale, das als Lösung in Fläschchen oder Ampullen erhältlich ist, 3 bis 4 Gramm Propolis (also 40 Gramm alkoholische Propolislösung, 10 Prozent) und fünf Tropfen Lavendelöl hinzu. Ist alles durch Rühren gut homogenisiert, werden je ein Teelöffel Maiskeimöl, Süßmandelöl und Avocadoöl zugesetzt. Wieder gut durchrühren – fertig! Aufbewahren in einem Tiegel oder in einem dunklen Glas (gut verschließbar), am besten im Kühlschrank, dann hält sich diese Nährcreme monatelang. Sie werden sehen, wie Ihre Haut unter der Wirkung dieses köstlichen Ölhonigs Unreinheiten verliert und zu regenerieren beginnt!

Anhang II: Adressen

Die Erwähnung von Heilmitteln, Produkten oder Spezialitäten im Text bedeutet nicht notwendigerweise, daß diese immer und überall lieferbar sind. Manches sind Sonderanfertigungen bestimmter Kliniken (z. B. Propolis-Vaginalzäpfchen), die ein Apotheker aber unschwer wird herstellen können. Anderes (etwa Propolis-Tampons) kann man selber machen.

Die genannten Produkte sind grundsätzlich über den Fachhandel (Apotheken, Drogerien, Reformhäuser) zu beziehen.

Hauptlieferanten (Großhändler) sind:

BRD
Erwin Hagen Naturmittel GmbH
Postfach 1351
D-8228 Freilassing
Tel. 08654/2808

SCHWEIZ
Apisana AG
Hegnaustraße 60
8602 Wangen
Tel. 01/8330707

ÖSTERREICH
Samson GmbH
Erlagerstraße 42
A-1233 Wien
Tel.: 0222/8651053

Detaillisten sind u. a. in der BRD:

Bernhard Dürdoth	Elefanten-Apotheke
Bienenprodukte	Lohbrügger Landstraße 2–4
Postfach 1265	D-2050 Hamburg
D-7842 Kandern 1	

Internationale Apotheke Dr. B. Miller
Königstraße 70
D-7000 Stuttgart
Tel. 0711/296513

Literaturverzeichnis

1. ABELE, Ulrich, und STIEFVATER, Erich, W.: Aschner-Fibel. Haug, Heidelberg (4. Auflage), 1977.
2. ACKERMANN, Othmar: Beitrag zur Pollenanalyse niederösterreichischer und burgenländischer Honige. (Diss.) Wien, 1953.
3. AISCH, Frida: Ich koche mit Honig. Mar. Vereinsbuchhandlung, Innsbruck, 1938.
4. APIMONDIA: Apitherapie heute. Bukarest, 1980.
5. ARMBRUSTER, L.: Vom Bienengift als Heilmittel. Archiv für Bienenkunde, 18, 122–128 (1937).
6. ASCHNER, Bernhard: Behandlung des Gelenkrheumatismus und verwandter Zustände. Hippokrates, Stuttgart, 1949.
7. –: Lehrbuch der Konstitutionstherapie. Hippokrates, Stuttgart, 1933.
8. AVICENNA (Abu Ali El-Hosein Ben Abdalla Ibn Sina): Liber canonis totius medicinae. Ludguni, 1522.
9. ATYASOV, N. I., GUSEVA, M. P., und KUPRIYANOV, V. A.: Die Behandlung granulierender Wunden mit Propolis-Salben. UdSSR, o. J.
10. BACH, Edward: Blumen, die unsere Seele heilen. Hugendubel, München, 1979.
11. BACHMANN, Christian: Die Krebsmafia. Tomek, Monaco, 1981.
12. BACHMANN, Gerhard: Die Akupunktur – eine Ordnungstherapie. Haug, Ulm, 1959.
13. BINDER, Walter: Kittharz – die antibiotische Alternative. In: Naturheilpraxis 5/1979.

14. BOLŽAKOVA, V. F.: Die Verwendung von Propolis in der Dermatologie. UdSSR, o. J.

15. BRAUCHLE, Alfred: Das große Buch der Naturheilkunde. Prisma, Gütersloh, 1977.

16. BREUSS, Rudolf: Ratschläge zur Vorbeugung und Behandlung vieler Krankheiten. Krebs, Leukämie und andere scheinbar unheilbaren Krankheiten mit natürlichen Mitteln heilbar. Eigenverlag, Bludenz, o. J.

17. BRONDEGAARD, V. J.: »Harz« als Heilmittel in der Volksmedizin. Österreichische Apotheker-Zeitung, 33. Jg., 51/52 (22. 12. 1979).

18. CAILLAS, A.: Gagnez vingt ans de vie grâce aux abeilles. La Pensée Moderne, 1971.

19. –: Le ruche de rapport. Giens, 1963.

20. CHAUVIN, R.: Traité de biologie de l'abeille. 5 volumes. Masson, Paris, 1968.

21. ČIŽMÁRIK, J., und TRUPL, J.: Propolis-Wirkung auf Hautpilze. Pharmazie, 31 (1976).

22. –: Wirkung von Propolis auf Bakterien. Ebenda.

23. CRANE, Eva: Honey. A comprehensive survey. Heinemann, London, 1975.

24. DAHLMANN, Hellfried: Der Bienenstaat in Vergils Georgica. Akademie der Wissenschaften und der Literatur. Abhandlungen der geistes- und sozialwissenschaftlichen Klasse, Jg. 1954, Nr. 10. Verlag der Akademie der Wissenschaften und der Literatur in Mainz. Wiesbaden, 1954.

25. DARRIGOL, Jean-Luc: Le miel pour votre santé. Editions Dangles, St-Jean-de-Braye, 1979.

26. DETHLEFSEN, Thorwald: Schicksal als Chance. Bertelsmann, Gütersloh, 1980.

27. DIOSKORIDES, Pedanios: Materia medica. Paris, 1935.

28. Döring, Harald: Die Welt der Biene. Kindler, München, 1956.

29. –: Königreich im Bienenkorb. Stalling, München, 1962.

30. DTV-Atlas der Physiologie. Thieme, Stuttgart, 1979.

31. Enciclopedia de la Cultura Española. Editora Nacional, Madrid, 1963.

32. Eckl, Emil: Erfahrungen mit Melbrosin-(Salvacol-)Massage-Creme in der Behandlung schmerzhaft-entzündlicher Prozesse im Doppelblindversuch. Reutte, 1980.

33. Evenius, Joachim: Das Honigbuch. Ehrenwirth, München, 1964.

34. Evers, Joseph: Warum Evers-Diät? Haug, Heidelberg, 1974.

35. Fang Chu: Recherches concernant la valeur thérapeutique de la propolis. In [124].

36. Feiks, Franz Klemens: Application locale d'extrait de propolis dans le traitement du zona. In [124].

37. –: Les extraits de propolis dans le traitement des maladies ulcéreuses. In [124].

38. –: The effect of Florapoll on the irradiation syndrome and in the climacterium virile. Klosterneuburg, 1974.

39. –: Über eine neue Möglichkeit der konservativen Therapie der Ulcuskrankheit. Klosterneuburg, o.J.

40. Fieser, Louis F., und Fieser, Mary: Lehrbuch der organischen Chemie. Verlag Chemie, Weinheim, 1957.

41. Filipič, B., und Likar, M.: Activité antiherpétique de la propolis, de la gelée royale et de l'interféron. In [124].

42. –: Inhibitory effect of propolis and royal jelly on some viruses. Interferon Scientific Memoranda, Buffalo, USA, April 1976.

43. Frisch, Karl von: Aus dem Leben der Bienen. Springer, Wien, 1948.

44. FRITSCHE, Herbert: Erlösung durch die Schlange. Klett, Stuttgart, 1953.

45. FUNKE, Hans: Das Phänomen der Phytonzide. Naturheilpraxis 2/1980.

46. FURLENMEIER, Martin: Wunderwelt der Heilpflanzen. Rheingauer Verlagsgesellschaft, Eltville, 1978.

47. GALENOS, Klaudios: Opera omnia. Hervagius et Frobenius, Basileae, 1538.

48. GERSON, Max: Eine Krebs-Therapie. 50 geheilte Fälle. Hyperion, Freiburg, 1961.

49. GÜRTLER, Josef: Klinische Ergebnisse der Zusatztherapie mit Blütenpollen bei chronischen Infekten und Inappetenz. Z. Ther. 4 (1966), 275.

50. HALLER, Albert von: Lebenswichtig aber unerkannt. Phytonzide schützen das Leben. Verlag Boden und Gesundheit, Langenburg, 1977.

51. HANSSEN, Maurice: The healing power of pollen. Thorsons, Wellingborough, 1979.

52. HARNAJ, V.: Propolis. Bukarest, 1975.

53. HEILKRÄUTER. Verlag Freunde der Heilkräuter, Karlstein an der Thaya, 1980.

54. HERNUSS, Peter, MÜLLER-TYL, E., SALZER, H., SINZINGER, H., WICKE, L., PREY, T., und REISINGER, L.: Pollendiät als Adjuvans der Strahlentherapie gynäkologischer Karzinome. Strahlentherapie 150 (1975), 500–506.

55. HEROLD, Edmund: Heilwerte aus dem Bienenvolk. Ehrenwirth, München, (7. Auflage), 1982.

56. HERTZKA, Gottfried: So heilt Gott. Christiana-Verlag, Stein am Rhein, 1976.

57. –: Das Wunder der Hildegard-Medizin. Christiana-Verlag, Stein am Rhein, 1978.

58. HILDEGARDIS ABATISSA BINGENSIS: Liber subtilitatum

diversarum naturarum creaturarum. Opera omnia. Patrologiae cursus completus, Ser. lat., Migne, Paris, 1855.

59. HILL, Ray: Propolis, the natural antibiotic. Thorsons, Wellingborough, 1977.

60. HIPPOKRATES, Cous: Omnia opera. Aldus, Venetiis, 1526.

61. HOHENHEIM, Theophrastus von, genannt PARACELSUS: Werke. Hrsg. Will-Erich Peuckert, Wissenschaftliche Buchgesellschaft, Darmstadt, 1976.

62. HRISTEA, C., und IALOMITEANU, M.: Produsele albinelor în sprijinul sănătăţii omului. Bucureşti, 1972.

63. HUFELAND, Christoph Wilhelm: Enchiridon medicum, Berlin, 1838.

64. HUMER, Johann: Nektar- und Pollenuntersuchungen an sammelnden Honigbienen. (Diplomarbeit.) Wien, 1981.

65. ISSELS, Joseph: Grundlagen und Richtlinien für eine interne Krebstherapie. Hippokrates, Stuttgart, 1953.

66. –: Immunotherapy in progressive metastatic cancer. Clinical Trials Journal, 7, Nr. 3, 357–366. London, 1970.

67. JACHIMOWICZ, Theodor: Bienenzucht und ihre wirtschaftliche Bedeutung für Österreich. Wissenschaftliche Nachrichten, Nr. 49, Januar 1979. Bohmann, Wien, 1979.

68. –: L'air provenant de la ruche, a-t-il un effet curatif? In [124].

69. JOIRISCH, N.: Les propriétés médicinales du miel et du venin d'abeilles. Moskau, 1960.

70. –: Les abeilles, pharmaciennes ailées. Moskau, 1968.

71. JORDAN, Roland: Kleine Bienenkunde. Agrarverlag, Wien, 1964.

72. KARIMOVA, Z. Kh., und RODIONOVA, E. N.: Die Verwendung von Propolis in der Behandlung der Lungen- und Bronchientuberkulose. UdSSR, o.J.

73. KERN, Maks: Propolis als Heilmittel in der otorhinolaryn-
    gologischen Praxis. Ljubljana, o. J.

74. KERN, Maks, ŠOBA, Erika, et BUDIHNA, Marjan: Apicom-
    plex comme produit protecteur dans le cas du radiummu-
    cositis. In [124].

75. KIVALKINA, V. P., BELOŽEROVA, G. A., und KAMALOV, G.
    H.: La stimulation de l'immunogenèse avec propolis dans
    l'immunisation des animaux à la maladie Aueski. In [124].

76. KLUGE, Friedrich: Etymologisches Wörterbuch der deut-
    schen Sprache. 19. Auflage, Walter de Gruyter, Berlin,
    1963.

77. KORAN. Reclam, Stuttgart, 1960.

78. LERNER, Franz: Aber die Biene nur findet die Süßigkeit.
    Econ, Düsseldorf, 1963.

79. MAURIZIO, Anna, und GRAFL, Ina: Das Trachtpflanzen-
    buch. Ehrenwirth, München, 1969.

80. MAVRIĆ, N., OSMANAGIĆ, I., und VOLIĆ, E.: Le traitement
    des dystrophies du col uterin par la propolis. In [124].

81. MESSÉGUÉ, Maurice: Heilkräuterlexikon. Molden, Wien,
    1976.

82. –: Von Menschen und Pflanzen. Molden, Wien, 1972.

83. METZNER, J., BEKEMEIER, H., SCHNEIDEWIND, E.,
    SCHWAIBERGER, R.: Bioautographische Erfassung der anti-
    mikrobiell wirksamen Inhaltsstoffe von Propolis. Phar-
    mazie, 30, 12, 799–800 (1975).

84. METZNER, J., SCHNEIDEWIND, E.: Einfluß von Pinocembrin
    auf den Verlauf der experimentellen Candida-Infektion
    der Maus. Mykosen, 21, 8, 257–262 (1978).

85. METZNER, J., BEKEMEIER, H., SCHNEIDEWIND, E., WENZEL,
    U.: Pharmakokinetische Untersuchungen des Propolisin-
    haltsstoffes Pinocembrin an der Ratte. Pharmazie 34, 3,
    185–187 (1979).

86. MÖRIKE, Klaus D., BETZ, Eberhard, und MERGENTHALER, Walter: Biologie des Menschen. Quelle & Meyer, Heidelberg, 1973.

87. MOSCHIONOS: Peri ton gynaikeion pathon. Gräffer & Soc., Wien, 1793.

88. NOVUM TESTAMENTUM GRAECE (Ed. Nestle). Privilegierte Württembergische Bibelanstalt, Stuttgart, 1936.

89. ORKIN, V. F.: La propolis dans le traitement de la prostatite chronique. In [124].

90. OSMANAGIĆ, Izet: A clinical testing of the effect of the preparation »Florapoll« in cases of the irradiation syndrome carried out at the Endocrinological Departement of the University Clinic for women of the Medical Faculty in Sarajevo. Sarajevo, 1973.

91. –: Doppelblindtest mit Melbrosia executive bei verminderter Beischlaf- und Zeugungsfähigkeit der Männer. Sarajevo, 1979.

92. –: Klinische Überprüfungen der Wirkung des Präparates Melbrosia p.l.d. bei Frauen mit klimakterischem Syndrom. Sarajevo, 1972.

93. –: Report of the preventive properties of propolis against influenza. Sarajevo, 1976.

94. OSMANAGIĆ, I., BILJENKI, D., MAVRIČ, N.: L'action thérapeutique des »Melbrosia« dans la maladie d'irradiation. In [124].

95. OSMANAGIĆ, I., MUJEZINOVIĆ, N., POKRAJČIĆ, Lj.: Le traitement de la dysménorrhée avec melbrosin chez les adolescentes. In [124].

96. PFEILER, Franz: Bienenhonig als Herzmittel. (Diss.) Wien, 1943.

97. PHILIPP, Helmuth: Die Formentwicklung der Futtersaft-

drüse von Apis mellifica bei Fütterung von Eiweißstoffen und Pflanzensirupen. (Diss.) Wien, 1956.

98. PLINIUS, Gaius Secundus: Naturae historiarum libri XXXVII. Gothae, 1855.

99. POPESKOVIĆ, D., KHANFAR, M. H., PETROVIĆ, Z., und DIMITRIJEVIĆ, M.: L'étude parallele de l'action des fractions de propolis sur les cultures trichomonas (T. vaginalis, T. gallinae et T. microti). In [124].

100. PORST, Walther: Untersuchungen über unspezifische Therapie: Beeinflussung der Leukozytenzahl und des Serumglobulingehaltes durch Einreibungen mit Bienengift. (Diss.) Wien, 1941.

101. REUBEN, David: Diät, die das Leben rettet vor Krebs, Infarkt. Desch, München, 1976.

102. ROOKS, V. P.: The use of propolis in the treatment of nonspecific endobronchitis. UdSSR, o. J.

103. SALOMON, Werner: Frauen in den Wechseljahren. Hamburg, 1982.

104. SANDER, Friedrich: Die Darmflora in der Physiologie, Pathologie und Therapie des Menschen. Hippokrates, Stuttgart, 1948.

105. SANDER, Johannes: Krankenhaushygiene in Niedersachsen. Hannover, 1982.

106. SCHELLER, Stanislaw: In-vitro-Untersuchungen der Empfindlichkeit von Candida auf Propolis. Initiale Beurteilung von Propolis-Präparaten in der Behandlung der von Candida verursachten Vaginaentzündungen. Polen, 1980.

107. SCHNEIDEWIND, E., BUGE, A., KALA, H., METZNER, J., und ZSCHUNKE, A.: Identifizierung eines aus Propolis isolierten, antimikrobiell wirksamen Inhaltsstoffes. Pharmazie 34, 2, 103–106 (1979).

108. SCHNEIDEWIND, E., KALA, H., LINZER, B., und METZNER, J.: Zur Kenntnis der Inhaltsstoffe von Propolis. Pharmazie 30, 12, 803 (1975).

109. SCHWENINGER, Ernst: Der Arzt. Madaus, Radeburg, 1926.

110. SEEGER, P.-G.: Die lebenswichtige Bedeutung einer lebendigen Nahrung und die Aktivierung deren Verwertung durch das Diätetikum »Pollen-Diät-Zellfit«. Erfahrungsheilkunde 12, 836–841. Haug, Heidelberg, 1978.

111. –: Immungeschehen und Krebs. Semmelweis-Institut, Bremen, 1980.

112. SMOLNIG, Erich: Die Demaskierung des Krebsproblems. Carinthia, Klagenfurt, 1979.

113. SNEGOTSKA, Otto: Krebs, Diagnose und Therapie. Eigenverlag, Berlin, 1976.

114. STANLEY, R. G., und LINSKENS, H. F.: Pollen. Springer, Berlin, 1974.

115. STÖGER, Richard: Älter werden – aber ohne Krebs. Maudrich, Wien, 1981.

116. SUCHY, Henryk: Bestimmung der Sensivität von Trichomonas vaginalis auf Propolis. Goczalkowice Zdroj, 1978.

117. SUCHY, Henry, und SUCHY, Maria: L'action de la propolis et du produit melbrosia chez les femmes avec le syndrome ménopausique. In [124].

118. TANASIENKO, Y. S.: The use of propolis for the prophylaxis and treatment of chronic an non-specific inflammation of the lungs and bronchial-asthma of children. UdSSR, o. J.

119. TEKAVČIĆ, Bogdan: Clinical examinations on dysmenorrhoe in girls and the climacteric syndrome in women. Ljubljana, o. J.

120. TERČ, Filip: Über eine merkwürdige Beziehung des Bienenstiches zum Rheumatismus. Wiener medizinische Presse, 35 (1888).

121. – : Der Bienenstich als Heilmittel gegen Rheumatismus. Steirischer Bienenvater, 1904.

122. THORAH. The Bible Society, Thetford, Norfolk.

123. TJINDARBUMI, Didid, POETIRAY, Evert, and SIMANDJUNTAK, Togar: The use of Florapoll as supplement therapy to various malignant cancer cases in the departement of surgery, Dr. Tjipto Margunkusumo Hospital. Jakarta, 1974.

124. TROISIÈME SYMPOSIUM INTERNATIONAL D'APITHÉRAPIE. Portorož, Yougoslavie, 1978.

125. TSITSIN, N.: American Bee Journal, 1964.

126. UCCUSIC, Paul: Naturheiler. Ariston, Genf, 1978.

127. – : Nur die Natur heilt. Imago mundi, 1980.

128. – : Psi-Resümee. Ariston, Genf, 1975.

129. URBAN, Peter: Parapsychologie – Schicksalsforschung zwischen Psychologie und Astrologie. Herder, Wien, 1974.

130. VARRO, Marcus Terentius: Rerum rusticarum libri tres. Ex recensione Henrici Keil. Lipsiae, 1884.

131. VASILEV, V., MANOVA-KANAZIREVA, St., und TODOROV, V.: Heilung von Moniliasis albicans und Intertrigo bei Säuglingen mit Propolis. Sofia, o. J.

132. VESTER, Frédéric: Krebs – fehlgesteuertes Leben. dtv, Stuttgart, 1977.

133. ZANDER, Enoch, und KOCH, Albert: Der Honig. (Band 6 des Handbuches für Bienenkunde). Stuttgart, 1927.

Namen- und Sachregister

und kurzgefaßtes Indikationsverzeichnis

180   *Doktor Biene*